I0037926

Delabre

L'insomnie de l'adulte en médecine générale

Pauline Delabre

L'insomnie de l'adulte en médecine générale

Difficultés rencontrées par les médecins généralistes Picards

Presses Académiques Francophones

Impressum / Mentions légales
Bibliografische Information der Deutschen Nationalbibliothek: Die Deutsche Nationalbibliothek verzeichnet diese Publikation in der Deutschen Nationalbibliografie; detaillierte bibliografische Daten sind im Internet über http://dnb.d-nb.de abrufbar.

Alle in diesem Buch genannten Marken und Produktnamen unterliegen warenzeichen-, marken- oder patentrechtlichem Schutz bzw. sind Warenzeichen oder eingetragene Warenzeichen der jeweiligen Inhaber. Die Wiedergabe von Marken, Produktnamen, Gebrauchsnamen, Handelsnamen, Warenbezeichnungen u.s.w. in diesem Werk berechtigt auch ohne besondere Kennzeichnung nicht zu der Annahme, dass solche Namen im Sinne der Warenzeichen- und Markenschutzgesetzgebung als frei zu betrachten wären und daher von jedermann benutzt werden dürften.

Information bibliographique publiée par la Deutsche Nationalbibliothek: La Deutsche Nationalbibliothek inscrit cette publication à la Deutsche Nationalbibliografie; des données bibliographiques détaillées sont disponibles sur internet à l'adresse http://dnb.d-nb.de.

Toutes marques et noms de produits mentionnés dans ce livre demeurent sous la protection des marques, des marques déposées et des brevets, et sont des marques ou des marques déposées de leurs détenteurs respectifs. L'utilisation des marques, noms de produits, noms communs, noms commerciaux, descriptions de produits, etc, même sans qu'ils soient mentionnés de façon particulière dans ce livre ne signifie en aucune façon que ces noms peuvent être utilisés sans restriction à l'égard de la législation pour la protection des marques et des marques déposées et pourraient donc être utilisés par quiconque.

Coverbild / Photo de couverture: www.ingimage.com

Verlag / Editeur:
Presses Académiques Francophones
ist ein Imprint der / est une marque déposée de
OmniScriptum GmbH & Co. KG
Heinrich-Böcking-Str. 6-8, 66121 Saarbrücken, Deutschland / Allemagne
Email: info@presses-academiques.com

Herstellung: siehe letzte Seite /
Impression: voir la dernière page
ISBN: 978-3-8416-2583-0

Copyright / Droit d'auteur © 2013 OmniScriptum GmbH & Co. KG
Alle Rechte vorbehalten. / Tous droits réservés. Saarbrücken 2013

UNIVERSITE DE PICARDIE JULES VERNE

FACULTE DE MEDECINE D'AMIENS

ANNEE 2013   N° : 55

THESE

Pour le

DIPLOME D'ETAT DE DOCTEUR EN MEDECINE

Discipline : médecine générale

Par

Pauline DELABRE

Présentée et soutenue publiquement le 28 juin 2013

Etat des lieux de la prise en charge thérapeutique de l'insomnie par les médecins généralistes de Picardie

PRESIDENT DU JURY:

Monsieur le Professeur MACRON Jean-Michel

JUGES:

Monsieur le Professeur ANDREJAK Michel

Monsieur le Professeur SCHMIT Jean-Luc

Monsieur le Professeur KRYSTKOWIAK Pierre

DIRECTEUR DE THESE:

Madame le docteur BASILLE-FANTINATO Aurélie

-REMERCIEMENTS-

A Monsieur le Professeur Jean-Michel MACRON

Professeur des Universités-Praticien Hospitalier

(Physiologie)

Chef du Service Explorations Fonctionnelles du Système Nerveux

Pôle Autonomie

Vous me faites l'honneur et le plaisir de présider le jury de cette thèse.
Soyez assuré de ma reconnaissance.

A Monsieur le Professeur Michel ANDREJAK

Professeur des Universités-Praticien Hospitalier

(Pharmacologie fondamentale clinique)

Directeur du Centre Régional de Pharmacovigilance d'AMIENS

Responsable du service de pharmacologie clinique

Pôle Biologie, Pharmacie et Santé des populations

Chevalier de l'Ordre des Palmes Académiques

Merci de me faire l'honneur de juger ce travail,

veuillez trouver ici l'expression de ma gratitude et de mon profond respect.

A Monsieur le Professeur Jean-Luc SCHMIT

Professeur des Universités-Praticien Hospitalier

(Maladies infectieuses et tropicales)

Responsable du service des maladies infectieuses et tropicales

Pôle "Médico-chirurgical digestif, rénal, infectieux, médecine interne

et endocrinologie" (D.R.I.M.E)

Vous avez accepté de juger ce travail,

très sensible à cet honneur je vous témoigne toute ma reconnaissance.

A Monsieur le Professeur Pierre KRYSTKOWIAK

Professeur des Universités-Praticien Hospitalier

(Neurologie)

Avec gentillesse vous avez accepté d'estimer ce travail,

Veuillez accepter l'expression de ma respectueuse gratitude.

A Madame le docteur BASILLE-FANTINATO Aurélie

Assistante hospitalo-universitaire

(Neurologie, Neurophysiologie)

Tu as accepté de diriger cette thèse, je te remercie de ta confiance et de

m'avoir aidé à développer ce sujet. J'ai apprécié ton accompagnement et

ta grande disponibilité. Je suis fière d'avoir travaillé à tes côtés.

6

A Rémy,

Je te remercie de m'avoir encouragé et aidé à la réalisation de ce travail. Ton soutien et ton amour sont ma force. Nous avons encore tellement de belles choses à vivre… Je t'aime.

A mes parents,

Maman, merci d'avoir toujours été là pour moi et remis dans le droit chemin quand il le fallait, c'est à toi que je dois la réussite de mes études. Je t'aime inconditionnellement.

Papa, merci pour ton soutien et ton aide, tu es un père exemplaire. J'espère continuer à te rendre fier. Je t'aime très fort.

Richard, je te remercie de ton aide et de croire en moi. Tu es tellement important dans ma vie. J'espère ne jamais te décevoir. Avec tout mon amour.

Francine, je suis heureuse de te connaître. Merci pour ta confiance, j'espère en être digne le plus longtemps possible.

A mes grands-parents,

Maminou, tu as été comme une mère pour moi pendant la première année de médecine, je vous dois tellement, vous serez toujours dans mon cœur.

Papinou, c'est à toi que je dois cette vocation moi qui t'admire tant.

Mami, merci d'être toujours là pour moi et je suis heureuse de faire partie de votre vie.

Papi, avec toute mon affection, je suis fière de t'avoir comme grand-père.

A Dominique,

Ma belle maman, merci pour ta bonne humeur ainsi que de m'avoir accueilli à bras ouvert dans la famille.

A ma sœur & Nico,

Merci pour votre confiance, vous pourrez toujours compter sur moi.

A Nathalie & Johan,

Merci pour votre gentillesse et votre soutien.

A mes nièces Lucie & Margot

Je vous aime et j'aimerais tellement que mon enfant vous ressemble.

A mon oncle et ma tante,

J'admire votre passion du travail et votre bonne humeur, vous êtes un modèle pour moi tant sur le plan professionnel que sur le plan personnel.

A mes cousins,

Mathieu, nous avons commencé ensemble ces longues années d'études, merci d'avoir été mon ange gardien, j'espère que tu feras toujours parti de ma vie.

A Guillaume et Caroline, j'espère que vous aimerez autant que moi ce métier.

A mes amies la Fouf Team,

Je vous remercie toutes pour les bons moments que nous avons passés ensemble. Pascaline, nous nous sommes soutenus dès la première année et je suis heureuse que nous soyons toujours aussi complices. Agathe, Adélaïde et Adèle que je connais depuis tellement longtemps, nous avons tellement de beaux souvenirs ensembles. Clémence et Isa, je regrette de ne pas de vous avoir rencontrés plus tôt, vous êtes formidables. Et à Dédé, merci de supporter nos discussions médecines, nos joies et nos doutes.

A mes amis Line & Jérôme, Charlotte & Mathieu et bien sur Bastien, Louise et la future « mini chalotte ».

Merci pour votre aide dans ce travail, vous avez su me guider par votre expérience dans les joies de l'internat. Vous arrivez à concilier la vie de famille et la vie professionnelle, j'espère suivre également votre modèle.

A Florine et Sylvie, mes belles cousines.

A Cricri et Flo et Alysson, mes amis de première année.

Et à tous mes amis : Emilie, Chasseur, Tinou, Laetitia, Jess, Péteux, Balou, Sophie, Thomas, Mathieu et Xavier.

A Hermione, mon petit bonheur ^^.

A Dr Dominique Rose, Je vous remercie pour votre enseignement et d'avoir fait de la médecine du sommeil, ma passion.

A mes maîtres de stage que j'admire et qui n'ont fait que de renforcer ma volonté d'être médecin. Merci pour votre aide : Dr Basse, Dr Bony, Dr Boutin, et Dr Florin.

Et un grand merci à l'URPS pour son aide.

SERMENT D'HYPOCRATE

" *Au moment d'être admis à exercer la médecine, je promets et jure d'être fidèle aux lois de l'honneur et de la probité.*

Mon premier souci sera de rétablir, de préserver ou de promouvoir la santé dans tous ses éléments physiques et mentaux, individuels et sociaux.

Je respecterai toutes les personnes, leur autonomie et leur volonté, sans aucune discrimination selon leur état ou leurs convictions.

J'interviendrai pour les protéger si elles sont affaiblies, vulnérables ou menacées dans leur intégrité ou leur dignité.

Même sous la contrainte, je ne ferai pas usage de mes connaissances contre les lois de l'humanité. J'informerai les patients des décisions envisagées, de leurs raisons et de leurs conséquences.

Je ne tromperai jamais leur confiance et n'exploiterai pas le pouvoir hérité des circonstances pour forcer les consciences.

Je ne me laisserai pas influencer par la soif du gain ou la recherche de la gloire.

Admis dans l'intimité des personnes, je tairai les secrets qui me sont confiés.

Reçu à l'intérieur des maisons, je respecterai les secrets des foyers et ma conduite ne servira pas à corrompre les moeurs.

Je ferai tout pour soulager les souffrances.

Je ne prolongerai pas abusivement les agonies.

Je ne provoquerai jamais la mort délibérément.

Je préserverai l'indépendance nécessaire à l'accomplissement de ma mission.

Je n'entreprendrai rien qui dépasse mes compétences.

Je les entretiendrai et les perfectionnerai pour assurer au nueux les services qui me seront demandés.

J'apporterai mon aide à mes confrères ainsi qu'à leurs familles dans l'adversité.

Que les hommes et mes confrères m'accordent leur estime si je suis fidèle à mes promesses; que je sois déshonoré et méprisé si j'y manque".

-TABLE DES MATIERES-

-ABREVIATIONS-

AASM: American Academy of Sleep Medicine

aBZD: hypnotiques apparentés aux récepteurs des benzodiazépines

AMM: Autorisation de Mise sur le Marché

BZD: Benzodiazépine

Ddl: degré de liberté

DSM-IV: Diagnostic and Statistical manual of Mental disorders fourth edition

FMC: Formation Médicale Continue

ESPS: Enquête de Santé et de Protection Sociale

Ex : Exemple

HAS: Haute Autorité de Santé

ICSD: International Classification of Sleep Disorders

ICSD 2: International Classification of Sleep Disorders second edition

InVS: Institut national de Veille Sanitaire

ISI: Index de Sévérité de l'Insomnie

PSG: Polysomnographie

RPC: Recommandation pour la Pratique Clinique

S: significatif

SFTG: Société de Formation Thérapeutique du Généraliste

TCC-I: Thérapies Cognitivo-Comportementales de l'Insomnie

TS : très significatif

URPS: Union Régionale des Professionnels de Santé

-INTRODUCTION -

1. DEFINITION DE L'INSOMNIE

Le sommeil est une fonction physiologique majeure essentielle à la vie. L'insomnie est le plus fréquent de tous les troubles du sommeil (Annexe 3), elle est définie selon l'ICSD *(Classification Internationale des troubles du sommeil deuxième édition 2005)* (Annexe 4) par la présence d'au moins un des critères suivants : un trouble d'endormissement, un réveil précoce, un trouble de la continuité du sommeil, un sommeil non-récupérateur. Il y a insomnie lorsque ces troubles ont un retentissement diurne. La dernière édition de l'ICSD [1] classe l'insomnie en 9 catégories (Annexe 6) . Celle-ci peut être aiguë ou réactionnelle (depuis moins d'un mois suite à une mauvaise hygiène du sommeil, un environnement inadéquat ou un stress) touchant ainsi 19% de la population, ou bien l'insomnie peut-être est chronique (depuis plus d'un mois à trois mois selon les définitions) concernant quant à elle 9 % de la population [2].

2. EPIDEMIOLOGIE DE L'INSOMNIE EN FRANCE

Du fait de la grande hétérogénéité des définitions de l'insomnie et des méthodes utilisées dans les études, les estimations de prévalence de l'insomnie sont à interpréter avec prudence. Selon les études récentes, environ un tiers de la population générale française, rapporte occasionnellement des difficultés à s'endormir ou à rester endormi au cours de la nuit [3,4], tandis qu'environ 9 à 12% de la population, rapporte régulièrement ce type de trouble, source de détresse avec des conséquences négatives sur le fonctionnement diurne [4]. L'application rigoureuse des critères diagnostiques de l'insomnie chronique primaire du DSM-IV *(diagnostic and statistical manual of mental disorders fourth edition)*, (Annexe 7) [5] évalue la prévalence de cette insomnie chronique à 6% de la population générale française [6]. Ces valeurs sont revues à la hausse avec les critères de l'ICSD 2.

Il existe différents niveaux de sévérité rappelés dans l'ISI *(index de sévérité de l'insomnie)* (Annexe 5). L'insomnie chronique légère à modérée toucherait entre 20 à 30% de la population générale française, et l'insomnie chronique sévère toucherait 10% de la population [7]. En ce qui concerne le sexe ratio, l'insomnie chronique est en général plus fréquente chez la femme que chez l'homme. De plus cette dernière augmente avec l'âge [7]. Enfin, les difficultés de sommeil à type d'insomnie sont extrêmement fréquentes chez les personnes présentant diverses psychopathologies affectant jusqu'à 80% des patients [8].

Concernant les thérapeutiques, il est estimé qu'entre 7 et 10% [9] de la population française utilise une médication prescrite pour induire le sommeil, et ce bien souvent sur une base régulière et prolongée. Dans cette indication les antidépresseurs et les anxiolytiques sont les médicaments les plus prescrits, suivis par les hypnotiques [10]. En effet, plusieurs études montrent que la France en consomme deux à quatre fois plus que n'importe quel autre pays au monde [11] et ceci pour une prévalence sensiblement similaire. Toutefois, les dernières études montrent une stabilisation récente de cette surconsommation [12].

Les autres traitements les plus souvent cités par les patients sont l'alcool et les médications en vente libre telles que la phytothérapie ou encore les antihistaminiques sédatifs [9].

3.   PHYSIOPATHOLOGIE DE L'INSOMNIE

Malgré les importantes avancées qu'a connues le domaine des neurosciences ces dernières années, l'insomnie est encore mal comprise. Certaines hypothèses évoquent un dérèglement du système veille-sommeil, d'autres un dérèglement des oscillateurs circadiens, d'autres encore mettent l'accent sur une hyperactivation du système nerveux central [13].

La plupart des modèles explicatifs reconnaissent néanmoins l'interaction de plusieurs facteurs tant biologiques que psychologiques, dans le développement et l'évolution de l'insomnie primaire chronique. Sur le plan psychologique, plusieurs modèles ont pour fondement le modèle tripartite de Spielman et Col. [14] (Figure 1). D'après ce modèle classique une interaction entre des facteurs prédisposants ou prémorbides (ex: vulnérabilité biologique, traits de personnalité) et précipitants (ex: évènements de vie stressants) serait responsable de l'apparition de l'insomnie aiguë, tandis que des stratégies de gestion dysfonctionnelles, mises en place pour tenter de récupérer le sommeil et composer avec les conséquences du manque de sommeil, agiraient à titre de renforçateurs, ou facteurs perpétuant.

14

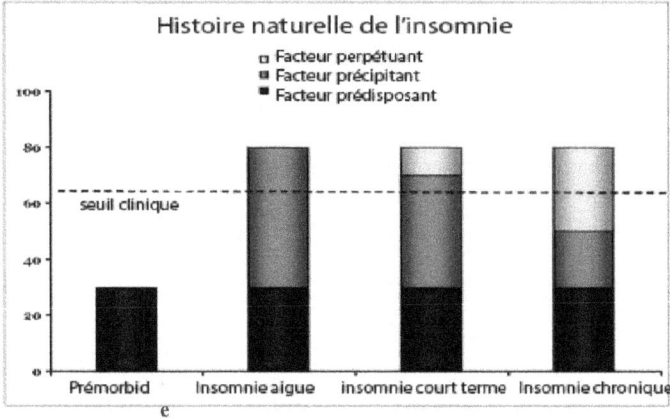

FIGURE 1 : Le modèle tripartite de Spielman et Col.[14]

4. REPERCUSSIONS DE L'INSOMNIE

L'insomnie s'accompagne de dysfonctionnements diurne tels fatigue, asthénie, troubles cognitivfs (ex: trouble de l'attention, de la concentration, de la mémoire), perturbation de l'humeur (ex : irritabilité, dysphorie), troubles comportementaux (ex : hyperactivité, impulsivité, agressivité), des problèmes accidentologiques et sociaux avec un impact négatif sur le fonctionnement familial et professionnel [15,3]. Cependant à long terme le pronostic est moins clair. Les résultats de nombreuses études transversales suggèrent un lien entre les difficultés de sommeil et plusieurs affections médicales et psychiatriques. L'insomnie a par exemple été associée à un risque accru d'hypertension artérielle, de troubles cardiaques, de troubles gastro-intestinaux, de douleurs chroniques, de diabète de type 2, et de dépression majeure [16].

5. PRISE EN CHARGE DIAGNOSTIQUE DE L'INSOMNIE PAR LE MEDECIN GENERALISTE

En décembre 2006 la SFTG *(Société de formation thérapeutique du généraliste)* en partenariat avec la HAS *(Haute autorité de santé)* a établi une synthèse pour la prise en charge du patient adulte se plaignant d'insomnie en médecine générale (annexe 8) [17].

15

L'arbre décisionnel inspiré de Billiard M. (Annexe 9) permet par quelques questions d'établir le type d'insomnie. D'après Viot-Blanc V. et Peyrieux J.C., l'évaluation et l'enquête étiologique d'une insomnie [18] sont également une aide pour la prise en charge diagnostique de l'insomnie par le médecin généraliste (Annexe 9). Il en est de même en ce qui concerne l'agenda de sommeil et de veille (Annexe 10).

6. PRISE EN CHARGE THERAPEUTIQUE DE L'INSOMNIE PAR LE MEDECIN GENERALISTE

Ces stratégies de prise en charge impliquent en général non seulement la prescription de traitements, pharmacologiques ou non, mais aussi l'établissement d'un programme de suivi avec l'évaluation périodique des effets des traitements et un soutien psychologique constant. L'instauration d'un traitement pour insomnie justifie une consultation centrée sur celle-ci. Soit l'insomnie est un symptôme associé à une autre pathologie dont elle peut constituer un signal d'alarme, ce qui est de loin le plus fréquent, soit elle est à considérer comme une pathologie en elle-même. Dans le premier cas, le traitement doit avant tout chercher à être étiologique. Les options thérapeutiques pour traiter l'insomnie sont pharmacologiques, éducatives, cognitives et comportementales.

6.1 Traitements comportementaux et thérapie cognitivo-comportementale

Le succès des approches comportementales et cognitives repose essentiellement sur la motivation du patient à mettre en application les recommandations du praticien. C'est pourquoi un suivi régulier est indispensable de manière à apporter soutien et encouragement au patient, résoudre les problèmes et évaluer les progrès. Les bénéfices apportés par les thérapies cognitives et comportementales dans l'insomnie (TCC-I) sont clairement mis en évidence à travers de nombreuses études [19;20;21]. Les thérapies cognitivo-comportementales dans l'insomnie reposent sur l'hygiène du sommeil, la thérapie par contrôle du stimulus, la restriction du temps passé au lit, la thérapie cognitive et la relaxation.

16

6.1.1 Hygiène du sommeil

Le sommeil peut être affecté par plusieurs facteurs liés au style de vie (ex : alimentation, exercice physique tardif, consommation d'alcool etc.) ou par des facteurs environnementaux (ex: bruit, lumière, température etc.). Quelques recommandations de base concernant les bonnes pratiques à adopter pour maintenir une bonne hygiène du sommeil peuvent réduire l'impact des facteurs interférant avec le sommeil[22]. Ces règles peuvent parfois suffire à restaurer le sommeil en cas d'insomnies légères sans comorbidité. Toutefois, elles ne peuvent prétendre résoudre à elles seules une insomnie modérée ou sévère et doivent être associées à d'autres mesures thérapeutiques [23], (Annexe 11).

6.1.2 Thérapie par contrôle du stimulus

Pour les insomniaques, la période précédant l'heure du coucher est source d'appréhensions, et la chambre à coucher est associée à l'activation, à l'éveil et à la frustration, plutôt qu'au sommeil. La méthode de contrôle du stimulus vise à recréer l'association entre les stimuli temporels et environnementaux et un endormissement rapide pour permettre de régulariser les horaires veille-sommeil [24]. Une utilisation rigoureuse pendant plusieurs semaines est indispensable pour être efficace (Annexe 12).

6.1.3 Restriction du temps passé au lit

Une stratégie à laquelle recourent spontanément certaines personnes pour amenuiser les effets de l'insomnie consiste à augmenter le temps passé au lit. Bien qu'utile à court terme, cette stratégie entraîne en fin de compte un sommeil plus léger et fragmenté, perpétuant l'insomnie. La méthode de restriction du temps passé au lit relativement simple et efficace consiste à restreindre le temps passé au lit au plus près possible du temps réellement dormi. Cela entraîne rapidement des résultats positifs sur la continuité et la qualité du sommeil [25] (Annexe 13).

6.1.4 Thérapie cognitive

Cette intervention psychothérapeutique repose sur le postulat selon lequel la réaction de la personne face à ses difficultés de sommeil constitue un important facteur d'entretien, puisqu'une interprétation catastrophe des conséquences possibles du manque de sommeil, génèrent des émotions négatives qui interfèrent avec le sommeil. L'objectif est d'aider le patient à remettre en question son interprétation, identifier des croyances dysfonctionnelles face au sommeil et les remplacer par des croyances plus nuancées de la situation via des techniques de restructuration cognitive basés sur la modèle classique de Beck [26].

6.1.5 Relaxation

Certaines techniques telles la relaxation musculaire progressive et le training autogène visent à réduire l'activation somatique, tandis que d'autres, telles l'imagerie mentale ou la méditation ciblent plutôt l'activation cognitive.

6.2 Traitement médicamenteux

6.2.1 Les hypnotiques

A l'heure actuelle, la pharmacothérapie de l'insomnie inclut : les hypnotiques benzodiazépines (BZD), les agonistes ou apparentés des récepteurs benzodiazépines (aBZD), (*Zolpidem®, Zopiclone®*), les antidépresseurs sédatifs, les agonistes de la mélatonine, hors AMM *(Autorisation de mise sur le marché)* et les antihistaminiques H1.

Les bénéfices et les risques du traitement par hypnotiques sont à prendre en compte pour chaque patient. Les effets indésirables possibles sont en général, d'une part, les effets résiduels diurnes (céphalées, troubles de l'équilibre, xylostomie, troubles de la mémoire, altération des performances psychomotrices et cognitives), d'autre part, l'effet de rebond d'insomnie, c'est-à-dire le retour de l'insomnie à un degré plus sévère qu'avant traitement, au lors du sevrage ou lors d'un arrêt brutal. De plus ils affectent la microarchitecture du sommeil [16].

Il est recommandé que les hypnotiques soient prescrits seulement pour de courtes périodes, en accord strict avec les indications autorisées: de quelques jours à 4 semaines maximum (Annexe 14). Le cumul de plusieurs médicaments à effet sédatif est à éviter. Le changement d'un hypnotique pour un autre n'est justifié que si le patient a des effets indésirables en rapport direct avec le produit utilisé, ou éventuellement dans le cadre d'un sevrage d'hypnotiques.

Parmi les BZD et les aBZD, aucun produit n'a l'indication pour traiter l'insomnie chronique, mais seulement l'insomnie aiguë, et ce pour une courte durée. Les produits à demi-vie courte ou moyenne doivent être préférés dans le but d'éviter ou de limiter les effets résiduels diurnes [27]. L'efficacité des traitements discontinus n'a pas été étudiée sur le long terme dans les insomnies chroniques. Les études existantes, réalisées uniquement pour le Zolpidem® et sur le court terme, manquent de puissance pour permettre de conclure formellement à leur efficacité [28].

Les antidépresseurs sédatifs, en tant que traitement de l'insomnie primaire, bien qu'ils soient utilisés en pratique, n'ont pas fait la preuve de leur intérêt. Il n'est pas démontré que le rapport bénéfice-risque soit favorable, même si ce symptôme peut être amélioré dans le cadre d'un traitement d'une dépression [29].

Il est recommandé de n'utiliser, chez l'adulte, que les antihistaminiques H1 qui ont l'AMM pour l'insomnie. Ces derniers sont déconseillés chez les personnes âgées en raison de leurs effets atropiniques non négligeables [24].

6.2.2 La phytothérapie

Il n'a pas été prouvé pour la valériane d'efficacité supérieure à celle d'un placebo. En l'absence d'essais randomisés, l'innocuité de la mélisse, de l'oranger, du tilleul et de la verveine odorante ne peut être ni affirmée, ni infirmée. Si l'efficacité de ces substances reste incertaine, il peut néanmoins en être fait usage à titre de placebo [22].

7. PROBLEMATIQUE DU TRAVAIL

Après avoir revu quelques généralités concernant l'insomnie, convenons qu'il s'agit donc d'un problème majeur de santé publique. L'insomnie est ainsi associée à une morbi-mortalité importante et a également des répercussions en termes de coût pour la société, avec la multiplication de consultations médicales, d'hospitalisations et une consommation plus importante de médicaments [30]. Il s'agit d'une plainte relativement fréquente en médecine générale [31], et l'optimisation des connaissances des médecins généralistes, en première ligne face à cette problématique, est par conséquent primordiale.

Il nous est donc apparu important de réaliser une étude sur la prise en charge thérapeutique de l'insomnie aiguë ou chronique chez les médecins généralistes en région Picarde. Par conséquent, l'objectif principal de cette thèse porte dans un premier temps sur un état des lieux des pratiques et des difficultés rencontrées par ces derniers, puis dans un second temps, de trouver les moyens permettant une meilleure prise en charge, voire de limiter la prescription médicamenteuse d'hypnotiques benzodiazépine et apparentés.

-MATERIELS ET METHODES-

1. TYPES D'ÉTUDE

Il s'agit d'une étude épidémiologique descriptive. Cette enquête a été menée à l'aide d'un questionnaire déclaratif envoyé à six cents médecins généralistes exerçant en Picardie, afin d'évaluer la prise en charge thérapeutique de l'insomnie et de mettre en évidence les difficultés rencontrées par les médecins généralistes au cours de cette prise en charge.

2. SCHÉMA EXPERIMENTAL

L'enquête postale a débuté en janvier 2013 grâce à une aide logistique et matérielle de l'URPS (*Union Régionale des Professionnels de Santé*). Le questionnaire (annexe 2), accompagné d'une lettre expliquant l'objectif de ce travail (annexe 1) et d'une enveloppe retour afin de maximiser le nombre de réponses, a été envoyé par courrier durant la semaine n° 3 à chacun des 600 médecins. La réception des questionnaires s'est effectuée à partir de la semaine n° 5.

3. POPULATION

Les 600 médecins généralistes exerçant en Picardie ont été tirés au sort de façon aléatoire à l'aide du logiciel informatique Access sur Excel dans la base de données des médecins libéraux de Picardie de l'URPS référencés en janvier 2013. Cette base de données est, à quelques exceptions près, similaire à celle des 1756 médecins généralistes libéraux de Picardie référencés dans l'atlas de la démographie médicale réalisé par le Conseil de l'Ordre des Médecins [32]. Chaque médecin s'est vu attribuer un numéro par ordre alphabétique dans le but de prévoir les rappels si le taux de réponse était inférieur à 20% - taux jugé comme inacceptable.

4.   DONNEES RECUEUILLIES

Un pré-test du questionnaire a été réalisé et envoyé à quatre médecins généralistes. Le questionnaire devait être facilement réalisable, en cinq minutes maximum, sans mettre le médecin interrogé en difficulté. Ce pré-test a permis de réaliser quelques modifications de la disposition des réponses notamment sous forme de tableau pour une meilleure lisibilité.

Le questionnaire est composé de trois parties (annexe 2). La 1ère partie brosse succinctement le "profil" du médecin et ce, de façon anonyme. La 2ème partie concerne directement les différents traitements proposés par le médecin - médicamenteux ou non - au cours de la première consultation puis, lors des consultations de suivi. La 3ème partie, quant à elle, expose les difficultés propres à la mise en place d'une prise en charge thérapeutique, notamment non médicamenteuse et, explore les différentes stratégies possibles en médecine générale afin de limiter la prescription médicamenteuse.

5.   ANALYSE STATISTIQUE

L'analyse des données a été réalisée au sein des locaux de l'URPS au moyen du logiciel de traitement des données SPHINX. Le Chi 2 est calculé avec des effectifs théoriques égaux pour chaque modalité. L'intervalle de confiance à 95% est donné pour chaque modalité, avec un seuil de significativité $p < 0,05$.

21

-RESULTATS-

FIGURE 1: Diagramme de flux d'après l'atlas de la démographie médicale de Picardie [32]

MEDECINS GENERALISTES LIBERAUX DE PICARDIE

Nombre total : 1756

Homme : 1264 soit 72%   **Femme** : 492 soit 28%

Age moyen : 53 ans

Somme: 37,2% **Aisne:** 25,7% **Oise:** 37,1 %

MEDECINS GENERALISTES Tirés au sort dans la base de données de l'URPS

Nombre : 600

Homme : 426 soit 71 %   **Femme** : 174 soit 29%

Age moyen : 54,2 ans

Somme: 227 soit 37% **Aisne:** 154 soit 25% **Oise:** 227 soit 38%

MEDECINS GENERALISTES ayant répondu au questionnaire

Nombre : 155 soit 25,8%

Sexe: _Homme:_ 100 soit 64,5 % _Femme:_ 54 soit 34,8%   _non renseigné:_ 1 soit 0,6%

Age: _<40_ : 26 soit 16,8% _Entre 40 et 50_ : 40 soit 25,8% _>50_: 89 soit 57,4%

Département: _Somme:_ 67 soit 43,2% _Aisne:_ 28 soit 18,1% _Oise:_ 57 soit 36,8% _non renseigné:_3 soit 1,9%

Mode d'exercice : _Seul_ : 69 soit 44,5% _Grouppement_ : 86 soit 55,5%

Zone d'exercice: _Rural_ : 44 soit 28,5% _Semi-rural_ : 58 soit 37,5% _Urbain_ : 53 soit 34,2%

Durée de moyenne de consultation: _<10 min_ : 4 soit 2,5% _Entre 10 et 20 min_ : 129 soit 83,2%
>20 min: 21 soit 13,5% _non renseigné:_ 1 soit 0,6%

Le taux de participation à cette étude est de 25,8%, soit 155 questionnaires renvoyés sur 600. Tous les questionnaires sont exploitables. Il n'y a pas eu nécessité de rappel du fait du taux de réponse acceptable.

Le diagramme de flux (Figure 1) consigne les caractéristiques démographiques des médecins libéraux de Picardie, celles des médecins généralistes tirés au sort dans la base de données de l'URPS et celles des médecins généralistes ayant répondu au questionnaire.

L'échantillon est majoritairement composé d'**hommes** à 64,5%, [IC95 [57,0-72] p<0,02], **âgés de plus de 50 ans** pour 57,4% des médecins [IC95 [49,6-65,2] p<0,01]. Le **mode d'exercice** est partagé avec 55,5% des médecins en groupement médical, 44,5% exerçant seuls. Les médecins exercent à 28,4% en zone rurale, à 37,4% en zone semi-rurale et à 34,2% en zone urbaine. L'ensemble de l'échantillon exerce majoritairement dans la **Somme** à 43,2%. La **durée moyenne de consultation** est comprise entre dix et vingt minutes pour 83,2% d'entre eux [IC95 [77,3-89,1] p<0,01], 4 médecins consultent moins de dix minutes.

2. AUTO-JUGEMENT DES CONNAISSANCES DE L'INSOMNIE PAR LE MEDECIN GENERALISTE

2.1 Connaissances de la prise en charge diagnostique et thérapeutique non médicamenteuse

Les connaissances des médecins généralistes concernant la prise en charge *diagnostique* de l'insomnie sont **reconnues bonnes pour 45,8%** d'entre eux et sont **reconnues moyennes pour 45,8%** d'entre eux (figure 2).

Concernant la prise en charge *thérapeutique non médicamenteuse* les connaissances sont **reconnues moyennes pour 88 médecins soit 56,8%** (figure 2).

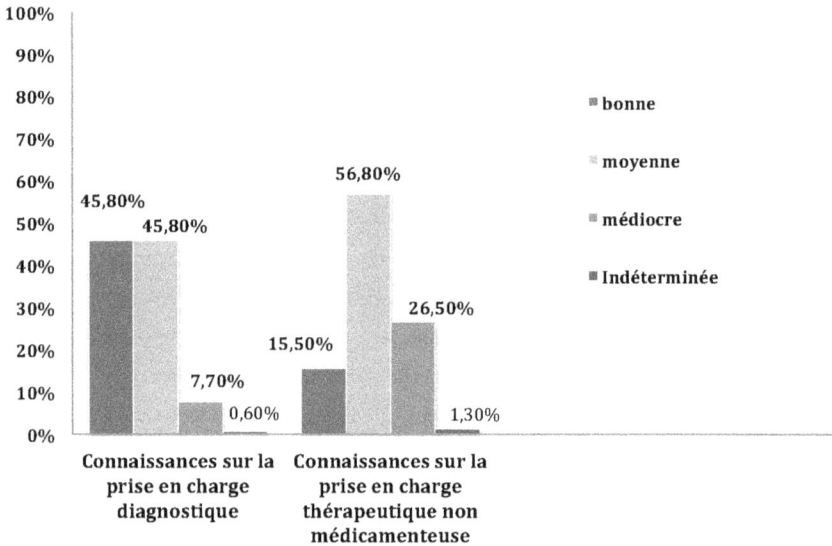

2.2 Connaissances des thérapies cognitives et comportementales dans l'insomnie

Les TCC-I sont **inconnues pour 104 médecins soit 67,1%** [IC95 [59,7-74,1] p<0,01] (Tableau 1).Il n'existe pas de différences significatives en termes de caractéristiques démographiques sur le fait de connaître ou non les TCC-I. Les médecins connaissant les TCC-I estiment leurs connaissances sur la prise en charge thérapeutique non médicamenteuse bonnes [p<0,001%; Chi2=34,25; ddl=3 très significatives (TS)],

Les 51 médecins généralistes connaissant les TCC-I ont été invités à détailler leur mode d'utilisation. Parmi eux, 40,5% y ont rarement recours, 23% y ont parfois recours et 33% y ont recours couramment lors de leur consultation. Ils orientent parfois pour 48,3% d'entre eux, vers un médecin spécialisé dans les TCC-I, rarement pour 44,5% d'entre eux et couramment pour 5,7% d'entre eux.

3. ETAT DES LIEUX DES PRATIQUES CONCERNANT LA PRISE EN CHARGE THERAPEUTIQUE DANS L'INSOMNIE

3.1 Thérapeutique non médicamenteuse

L'étude a révélé que 132 médecins soit **85,2%** [IC95 [79,6-90,8] p<0,01], déclarent utiliser **les règles d'hygiène du sommeil** pour leurs patients *lors de la première consultation,* (Tableau 1). Il n'existe pas de différence significative en analyse multi-variée concernant l'utilisation de l'hygiène du sommeil en termes de sexe, d'âge, de mode d'exercice et de département. Il n'a pas été mis en évidence de différence entre le fait de connaitre les TCC-I, l'estimation des connaissances concernant la prise en charge non médicamenteuse et le mode d'utilisation de l'hygiène du sommeil. Cependant les médecins ayant *une durée de consultation moyenne inférieure à dix minutes* n'utilisent jamais l'hygiène du sommeil lors de la première consultation mais l'initient lors du suivi [p<0,0001 ; Chi2=34,77 ; ddl=12 (TS)]. Les *médecins ruraux* initient également l'hygiène du sommeil lors du suivi ou si la situation se pérennise, alors que les médecins exerçant en zone urbaine l'initient dès la première consultation [p=0,039; Chi2=16,21; ddl= 8 significatif (S)].

Les **TCC-I** ne sont *jamais proposées pour 63,9%* des médecins généralistes [IC95 [56,3-71,4] p<0,01], (Tableau 1).

Concernant les méthodes psycho-comportementales à type de **relaxation et/ou méditation** : 45,2% des médecins déclarent ne jamais les proposer [IC95 [37,3-53,0] p<0,01)], 20% des médecins les utilisent lors du suivi et pour 28,4% d'entre eux si la situation se pérennise, (Tableau 1).

La psychothérapie est proposée pour 45,2% des médecins si la situation se pérennise [IC95 [37,3-53,0] p<0,01], (Tableau 1). Les *médecins de sexe masculin* n'utilisent jamais de psychothérapie pour leurs patients [p= 0,033%; chi2=16,73; ddl= 8) (S)].

D'autres thérapeutiques non médicamenteuses ont été suggérées au moyen d'une question ouverte. Six médecins ont proposé la sophrologie (2), l'hypnothérapie (2) et l'activité physique (2).

TABLEAU 1: Evaluation de la prise en charge thérapeutique non médicamenteuse l'insomnie aiguë ou chronique primaire

Hygiène du sommeil	(N)	%	IC95 [%]	P
Dès la première consultation	(132)	85,2%	[79,6-90,8]	p<0,01
Lors du suivi	(25)	16,1%	[10,3-21,9]	-
Si la situation se pérennise	(8)	5,2%	[1,7-8,6]	-
Jamais	(8)	5,2%	[1,7-8,6]	-
TCC-I				
Dès la première consultation	(13)	8,4%	[4,0-12,7]	-
Lors du suivi	(12)	7,7%	[3,5-11,9]	-
Si la situation se pérennise	(25)	16,1%	[10,3-21,9]	-
Jamais	(99)	63,9%	[56,3-71,4]	p<0,01
Relaxation / Méditation				
Dès la première consultation	(11)	7,1%	[3,1-11,1]	-
Lors du suivi	(31)	20,0%	[13,7-26,3]	-
Si la situation se pérennise	(44)	28,4%	[21,3-35,5]	-
Jamais	(70)	45,2%	[37,3-53,0]	p<0,01
Psychothérapie				
Dès la première consultation	(13)	8,4%	[4,0-12,7]	-
Lors du suivi	(29)	18,7%	[12,6-24,8]	-
Si la situation se pérennise	(70)	45,2%	[37,3-53,0]	p<0,01
Jamais	(42)	27,1%	[20,1-34,1]	-

26

3.2 Thérapeutique médicamenteuse

3.2.1 Les types de thérapeutiques médicamenteuses prescrites

Dans cette étude, 86 médecins soit 55,5% prescrivent une thérapeutique « douce » à type de **phytothérapie et/ou d'homéopathie** dès la première consultation [IC95 [47,7-63,1] p<0,01], (Tableau 2).

Concernant **les hypnotiques apparentés aux BZD** (aBZD), 41,9% des médecins les prescrivent lors du suivi [IC95 [34,2-49,7] p<0,01] et ils sont 38,7% à initier ou à les prescrire également si la situation se pérennise. Ils sont 51%, à reconnaître prescrire un **hypnotique BZD** si la situation se pérennise [IC95 [43,1-58,8] p<0,01], (Tableau 2).

Il n'a pas été mis en évidence de différence concernant les connaissances des TCC-I, la prise en charge thérapeutique non médicamenteuse et la prescription d'hypnotiques BZD ou aBZD. Cependant il ressort de cette étude que les médecins ayant *une durée de consultation moyenne inférieure à dix minutes*, initient la prescription d'un hypnotique aBZD, dès la première consultation de l'insomnie de leurs patients [p=0,01; Chi2=26,32; ddl=12 (TS)]. Il en est de même concernant la prescription d'hypnotiques BZD [p=0,003; Chi2=30,25; ddl=12 (TS)]. Les médecins estimant que leurs *connaissances sur la prise en charge thérapeutique non médicamenteuse* sont bonnes, ne prescrivent jamais d'hypnotiques BZD [p<0,001; Chi2=38,31; ddl=12 (TS)].

Les médecins *âgés de moins de 40 ans* prescrivent des hypnotiques aBZD essentiellement si la situation se pérennise alors que les médecins âgés de 40 à 50 ans les prescrivent plutôt lors du suivi [p=0,033; Chi2=16,75; ddl=8 (S)]. Les *médecins qui exercent seuls*, les prescrivent dès la première consultation alors que, les médecins exerçant en groupement médical, les prescrivent lors du suivi ou si la situation se pérennise [p=0,046; Chi2=9,70; ddl=4 (S)].

Un antidépresseur sédatif est prescrit par 45,5% des médecins si la situation se pérennise [IC95 [38,0-53,6] p<0,01], (Tableau 2).

Concernant **les autres thérapeutiques médicamenteuses** pouvant être suggérées au moyen de questions ouvertes, cinq médecins ont répondu qu'ils utilisaient également un anti-histaminique H1 sédatif tel Atarax®, et six médecins pratiquent de l'acupuncture en réponse à une insomnie.

TABLEAU 2: Evaluation de la prise en charge thérapeutique médicamenteuse de l'insomnie aiguë ou chronique primaire

Phytothérapie / Homéopathie				
Dès la première consultation	(86)	55,5%	[47,7-63,1]	p<0,01
Lors du suivi	(41)	26,5%	[19,5-33,4]	-
Si la situation se pérennise	(20)	12,9%	[7,6-18,2]	-
Jamais	(17)	11%	[6,1-15,9]	-
Hypnotique aBZD				
Dès la première consultation	(28)	18,1%	[12,0-24,1]	-
Lors du suivi	(65)	41,9%	[34,2-49,7]	p<0,01
Si la situation se pérennise	(60)	38,7%	[31,0-46,4]	-
Jamais	(7)	4,5%	[1,3-7,8]	-
Hypnotique BZD				
Dès la première consultation	(18)	11,6%	[6,6-16,7]	-
Lors du suivi	(37)	23,9%	[17,2-30,6]	-
Si la situation se pérennise	(79)	51,0%	[43,1-58,8]	p<0,01
Jamais	(25)	16,1%	[10,3-21,9]	-
Antidépresseur sedative				
Dès la première consultation	(5)	3,2%	[0,4-6,0]	-
Lors du suivi	(21)	13,5%	[8,2-18,9]	-
Si la situation se pérennise	(71)	45,8%	[38,0-53,6]	p<0,01
Jamais	(58)	37,4%	[29,8-45,0]	-
Autres médicamenteux				
Dès la première consultation	(6)	3,9%	[0,8-6,9]	-
Lors du suivi	(6)	3,9%	[0;8-6,9]	-
Si la situation se pérennise	(18)	11,6%	[6,6-16,7]	p<0,01

3.2.2 Les raisons de la prescription des hypnotiques BZD et apparentés aux BZD

Lorsqu'on interroge les médecins sur les raisons de la prescription d'un traitement hypnotique BZD ou aBZD, dans le cadre d'une insomnie aiguë ou chronique primaire, il en ressort différentes causes. Les médecins ont parfois des **difficultés à ne pas délivrer d'ordonnance à leurs patients** pour 46,5% d'entre eux [IC95 [38,6-54,3] p<0,01]. Ils délivrent parfois une ordonnance quand **les patients le demandent** pour 56,8% d'entres eux [IC95 [49,0-64,6] p<0,01], (Figure 3). Les médecins prescrivant dès la première consultation _un hypnotique aBZD_, le font souvent si les patients le demandent, [p=0,017; Chi2=30,15; ddl=16 (S)].

28

Ces prescriptions sont parfois réalisées chez 52,9% des médecins interrogés pour une **insomnie aiguë** [IC95 [45,1-60,8] p<0,01], chez 42,6% des médecins pour une **durée inférieure à une semaine ou à la demande** [IC95 [34,8-50,4] p<0,01], chez 45,8% des médecins pour **renouvellement ou une durée d'un mois** [IC95 [38,0-53,6] p<0,01], et chez 45,2% d'entre eux, pour une **insomnie chronique** [IC95 [37,3-53,0] p<0,01].

Ces prescriptions sont souvent réalisées en cas **d'échec de la prise en charge non médicamenteuse** chez 47,7% des médecins [IC95 [39,9-55,6] p<0,01] et chez 43,9% des médecins pour une **insomnie chronique**.

Lors d'une question ouverte, deux médecins évoquent d'autres raisons pour cette prescription telles une forte demande et peu de temps, et trois médecins ne pensent pas automatiquement aux médecins du sommeil comme alternative.

FIGURE 3 : Les benzodiazépines : raison de la prescription dans le cadre de l'insomnie

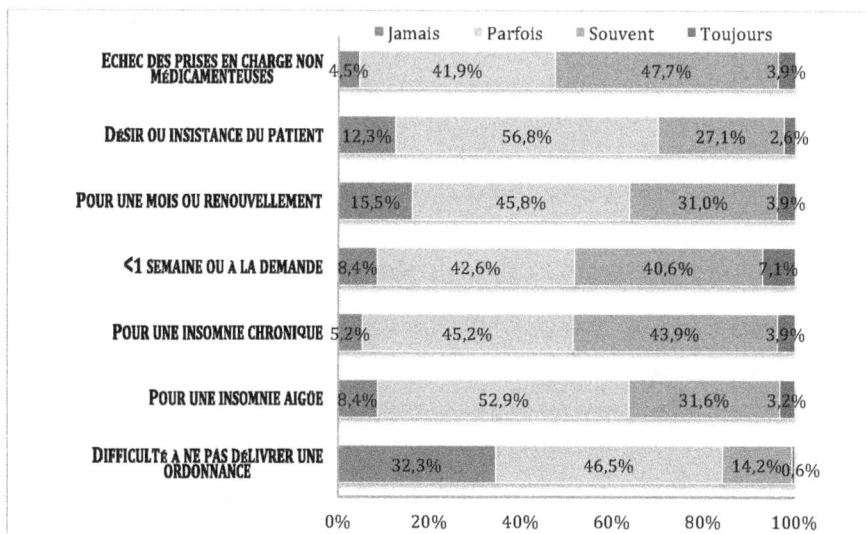

3.3 Accès aux spécialistes du sommeil

Lorsque nous avons interrogé les médecins sur l'accès aux spécialistes du sommeil, 79 médecins soit 51% [IC95 [43,1-58,8] p<0,01] ont déclaré n'y avoir jamais eu recours, tandis que 62 médecins soit 40% ont pu y recourir si la situation se pérennise (Tableau 3). Les médecins exerçant en *zone rurale* n'ont jamais recours aux spécialistes du sommeil [p=0,002; Chi2=20,79 ; ddl=6 (TS)].

TABLEAU 3: Evaluation de l'accès aux spécialistes du sommeil dans l'insomnie

Spécialiste du sommeil				
Dès la première consultation	(0)	-	[-]	-
Lors du suivi	(3)	1,9%	[0,0-4,1]	-
Si la situation se pérennise	(62)	40,0%	[32,3-47,7]	-
Jamais	(79)	51,0%	[43,1-58,8]	p<0,01

4. DIFFICULTES ET SOLUTIONS POUVANT ETRE PROPOSEES AUX MEDECINS GENERALISTES POUR LA PRISE EN CHARGE THERAPEUTIQUE DE L'INSOMNIE

4.1 Les difficultés rencontrées par les médecins dans la prise en charge non médicamenteuse de l'insomnie

Environ les deux tiers des médecins interrogés reconnaissent avoir des difficultés pour la prise en charge non médicamenteuses de l'insomnie de leurs patients. Les causes retrouvées sont, la **forte demande du patient** concernant les médicaments pour 72,3% des médecins [IC95 [65,2-79,3] p<0,001], **l'absence de motivation ou le refus des approches par TCC-I du patient** selon 69,0% des médecins [IC95 [61,8-76,3] p<0,001], **la durée limitée de la consultation** pour 54,2% d'entre eux [IC95 [46,4-62] p<0,001]. (Figure 4).

Les médecins qui jugent *leur connaissance dans la prise en charge de l'insomnie comme bonne* considèrent que les patients demandeurs de médicaments ne sont pas une difficulté pour une prise en charge thérapeutique non médicamenteuse [p<0,001; Chi2=28,05; ddl=9 (TS)].

30

D'autres aspects pratiques tels **un accès au centre de sommeil** considéré comme limité ou **le recours aux TCC-I** considéré comme difficile ainsi qu'un **défaut de formations médicales** sont reconnus comme un frein pour une prise en charge non médicamenteuse optimale pour respectivement 64,5% [IC95 [57,0-72,0] p<0,001], 60,6% [IC95 [53,0-68,3] p<0,001], et 67,1% [IC95 [59,7-74,5] p<0,001], des médecins.

Lors d'une question ouverte six médecins ont mis l'accent sur d'autres points pouvant expliquer la difficulté d'une prise en charge non médicamenteuse tels une consultation chronophage (2), le coût d'une prise en charge non remboursée des TCC-I (3) et l'isolement du monde rural (1).

FIGURE 4 : difficultés rencontrées pour une prise en charge non médicamenteuse selon les situations

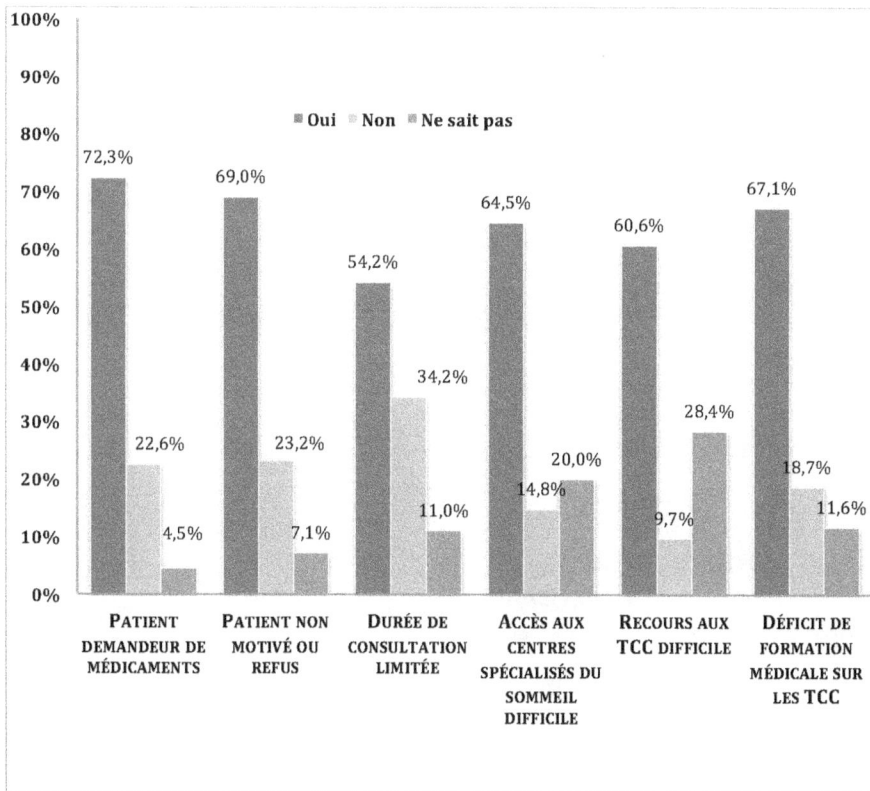

Une question ouverte sur les limites de la prise en charge non médicamenteuse de l'insomnie concernant certaines situations cliniques a permis à 99 médecins généralistes soit 63,8% d'exposer leurs difficultés. Parmi les réponses, neuf thèmes sont évoqués (Tableau 4). Ceux les plus souvent cités sont **un temps de consultation insuffisant** pour une telle prise en charge, **un accès difficile ou un isolement**, la **formation et la compétence** insuffisante du médecin, un **refus du patient** et enfin **un travail posté** (3X8).

Des limites liées à l'histoire, les caractéristiques ou les antécédents du patient pour une prise en charge thérapeutique non médicamenteuse ont été décrites par 112 médecins soit 72,2%. Les patients **non motivés, exigeants, d'âge avancé**, ayant une **capacité mentale insuffisante** et un **contexte de surmenage** ou un **milieu défavorisé** entraînaient des difficultés aux médecins pour cette prise en charge.

Enfin **les personnalités psychologiques, les anxio-dépressifs et les comorbidités ou les polymédicamentés** étaient à la fois retrouvés dans les situations cliniques et dans les types de patients pouvant également présenter des limites à une prise en charge thérapeutique non médicamenteuse.

TABLEAU 4 : Limites et freins à la prise en charge non médicamenteuse

Situations cliniques		
Temps	(24)	24,2%
Accès difficile ou isolement	(16)	16,0%
Anxio-dépressif	(12)	12,0%
Chronicité et ancienneté des troubles	(11)	11,0%
Milieu défavorisé	(10)	10,2%
Comorbidité	(8)	8,2%
Formation et competence	(8)	8,2%
Refus du patient	(6)	6,1%
Travail ou horaire posté	(4)	4,1%
Types de patients		
Non motive ni volontaire	(22)	19,6%
Consommateur exigent	(21)	18,6%
Capacité mentale et comprehension	(19)	16,9%
Milieu défavorisé et surmenage professionnel	(18)	15,9%
Âgés	(13)	11,5%
Personnalité psychologique	(8)	7,1%
Comorbidité et polymédicamenté	(7)	6,1%
Dépressif	(5)	4,3%

4.2 Solutions pouvant être proposées aux médecins généralistes pour limiter la prescription médicamenteuse

Nous avons demandé aux médecins de sélectionner les points pouvant leur être utiles pour une prise en charge non médicamenteuse. Pour 84,5% des médecins [IC95 [78,8-90,2] p<0,01], avoir des **outils à disposition** serait une aide, de même que les **créations de FMC** (*formations médicales continues*) portant sur l'insomnie pour 86,5% des médecins [IC95 [81,1-91,8] p<0,01]. Un **accès plus facile aux consultations spécialisées insomnie et aux TCC-I** serait une aide pour respectivement, 85,8% [IC95 [80,3-91,3] p<0,01] et 85,2% [IC95 [79,6-90,8] p<0,01] des médecins. **L'utilisation de fiches d'information patients** et **une formation aux TCC-I** pourrait aider à la prise en charge non médicamenteuse pour respectivement, 72,3% [IC95 [65,2-79,3] p<0,01] et 79,4% [IC95 [73,0-85,7] p<0,01] des médecins. Cependant les médecins estimant bonnes *leurs connaissances concernant la prise en charge diagnostique* ne désirent pas de formations sur les TCC-I [p<0,001; chi2=30,24; ddl=9 (TS)]. **La rémunération à type de programme adapté** est reconnue inutile pour 47,7% des médecins, (Figure 5).

Huit médecins ont proposé d'autres points pouvant les aider dans cette prise en charge, tels une possibilité de **remboursement pour les patients,** (5), ainsi qu'une **information et formation de ce type de thérapie** (1), une **liste de spécialistes pratiquant les TCC** (1), voire des **consultations spécifiques sous forme de stages** (1).

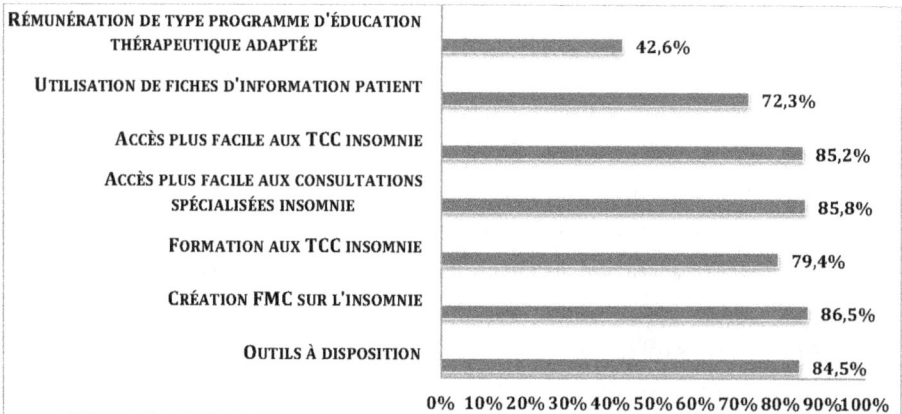

RÉMUNÉRATION DE TYPE PROGRAMME D'ÉDUCATION
THÉRAPEUTIQUE ADAPTÉE — 42,6%

UTILISATION DE FICHES D'INFORMATION PATIENT — 72,3%

ACCÈS PLUS FACILE AUX TCC INSOMNIE — 85,2%

ACCÈS PLUS FACILE AUX CONSULTATIONS
SPÉCIALISÉES INSOMNIE — 85,8%

FORMATION AUX TCC INSOMNIE — 79,4%

CRÉATION FMC SUR L'INSOMNIE — 86,5%

OUTILS À DISPOSITION — 84,5%

0% 10% 20% 30% 40% 50% 60% 70% 80% 90% 100%

FIGURE 5: Améliorations pouvant être utiles pour limiter la prescription médicamenteuse dans la prise en charge de l'insomnie

33

-DISCUSSION-

1. PRINCIPAUX RESULTATS

L'insomnie est un problème majeur de santé publique. En effet, celle-ci est associée à une morbi-mortalité importante et a également des répercussions en termes de coût pour la société [30]. L'insomnie est une plainte relativement fréquente observée en médecine générale [31] et par conséquent les médecins généralistes sont en première ligne face à cette problématique. Nous avons donc choisi de réaliser un travail de recherche portant sur la prise en charge thérapeutique de l'insomnie aiguë ou chronique par les médecins généralistes en région Picarde. Pour répondre à ce travail, nous avons réalisé un questionnaire qui a ensuite été envoyé à 600 médecins généralistes de Picardie après un tirage au sort aléatoire dans la base de données de l'URPS. Environ un quart des médecins, soit 25,8% d'entre eux y ont répondu prouvant leur intérêt pour la prise en charge thérapeutique de l'insomnie. Il convient de noter que ce questionnaire a été envoyé en pleine période d'épidémie grippale, laquelle était responsable d'une surcharge de travail. Cet intérêt avait déjà été mis en évidence lors d'une enquête nationale auprès de 6043 médecins généralistes sur le thème de l'insomnie par Léger D [33].

En ce qui concerne les caractéristiques démographiques de cette étude, les médecins répondeurs sont globalement représentatifs de l'échantillon, lequel est lui-même représentatif de la démographie des médecins libéraux de Picardie récemment recensée dans l'atlas de la démographie médicale des médecins libéraux de Picardie en juin 2011 [32]. Ainsi la population de notre étude était constituée majoritairement d'homme à 64,5%, âgé de plus de 50 ans pour 54,2% d'entre eux, la majorité résidant dans la Somme pour 43,2% d'entre eux. Les médecins généralistes estiment en majorité que leurs connaissances portant sur la prise en charge diagnostique de l'insomnie correspondraient à des connaissances allant de bonnes à moyennes, toutefois, ces résultats diffèrent de ceux portant sur la prise en charge thérapeutique non médicamenteuse qui est estimée quant à elle de moyenne à médiocre. En effet, les TCC utilisées dans les troubles du sommeil à type d'insomnie sont inconnues pour 67,1% des médecins et parmi ceux qui les connaissent, peu y ont recours. Ce constat était également retrouvé dans une étude réalisée en 2006 par Beaulieu P. qui concernait les TCC dans l'insomnie chronique primaire [34].

L'objectif principal de cette thèse a été dans un premier temps de réaliser un état des lieux des pratiques concernant la prise en charge thérapeutique par les médecins

34

généralistes. Il en ressort que les médecins utilisent pour le traitement d'une insomnie primaire de l'adulte et ceci dès la première consultation, les règles d'hygiène du sommeil et les thérapeutiques douces telles que l'homéopathie et la phytothérapie. Lors du suivi, ils proposent plutôt des hypnotiques apparentés aux benzodiazépines. Si la situation se pérennise, les médecins prescrivent alors une psychothérapie ou bien des thérapeutiques à type de benzodiazépine ou antidépresseurs sédatifs.

Plus précisément en ce qui concerne **les thérapeutiques non médicamenteuses**, il a été montré dans notre étude que les médecins utilisent essentiellement, à 85,2%, **les règles d'hygiène du sommeil** pour leurs patients et ce dès de la première consultation. Le fait de connaître les TCC-I ou d'estimer bonnes ses connaissances sur la prise en charge thérapeutique non médicamenteuse ne modifiait pas cette utilisation. Ce qui montre que les *règles d'hygiène du sommeil sont une pratique bien ancrée dans la prise en charge du patient insomniaque chez la grande majorité des médecins généralistes en comparaison aux TCC-I.* En effet **les TCC-I** ne sont jamais utilisées chez 63,9% des médecins, conformément à d'autres études [35,36,33] et ceux qui connaissent ces techniques les utilisent parfois dès la première consultation et lors du suivi. Enfin, il existe un faible recours au psychologue, ou aux techniques de relaxation, ce qui est probablement dû, autant au peu de structures disponibles en Picardie, qu'à une réticence des patients ainsi que des médecins. Ce constat a été également retrouvé dans plusieurs études [37;35].

En ce qui concerne **les thérapeutiques médicamenteuses**, les thérapeutiques dites « douces » comme **la phytothérapie et/ou l'homéopathie**, sont très souvent prescrites et la plupart du temps dès la première consultation. On peut l'expliquer par la quasi-innocuité de ces substances et même si l'efficacité est relativement faible, et prescrire une thérapeutique semblerait satisfaire à la fois le médecin et le patient. Cependant le fait que les phytothérapies (ex :Euphytose®) soient déremboursées depuis le 1er avril 2006 pour service médical rendu insuffisant, pourrait entraîner une prescription par le médecin d'un traitement hypnotique remboursé et demandé par le patient. Une étude prospective au sein de la patientèle de cinq médecins généralistes exerçant dans une ville de moyenne importance en Picardie a été réalisée par Vandelande W. en 2004 [37] et étudiait la prise en charge de l'insomnie par le médecin et la satisfaction des patients quant aux thérapeutiques leur étant proposées. Les patients étaient globalement satisfaits d'une prise en charge médicamenteuse de leur insomnie.

35

Il en est de même pour **les hypnotiques aBZD**, souvent prescrits lors du suivi et pour **les hypnotiques BZD** qui sont prescrits si la situation se pérennise. Les réponses données par les médecins reflètent les données publiées dans la littérature, notamment l'étude réalisée en 2005 par Vappou R. [36] auprès de médecins et de patients dans l'Est parisien. Les résultats de cette étude montraient que 80% des médecins interrogés répondent par un traitement médical et les prescriptions les plus souvent retrouvées portent dans une grande majorité des cas sur les hypnotiques aBZD. De par la prévalence de l'insomnie en médecine générale et la chronicité qu'elle peut entraîner, une consommation au long cours peut exister. Ce problème de surconsommation de BZD en France n'est pas nouveau. L'étude de Reysset A. réalisé en 2010 [38] l'explique par plusieurs points. Les problèmes de dépendance et de tolérance se développent assez rapidement et il est encore trop difficile d'accéder à des moyens de prise en charge non médicamenteuse comme les TCC-I. *Il y a un paradoxe entre les recommandations d'utilisation et les prescriptions de ces molécules au regard de leur consommation réelle*. Autre paradoxe, aucune différence n'est observée concernant la prescription d'hypnotiques aBZD et le fait de connaître ou non les TCC-I. Ainsi, d'autres facteurs entrent également en jeu tels que **la durée de consultation** qui, dans cette étude est un déterminant sur l'initiation de la prescription d'hypnotiques aBDZ et BZD. Les médecins consultant moins de dix minutes les prescrivent dès la première consultation. A noter cependant, aucune différence n'est retrouvée concernant les médecins ayant une durée de consultation comprise entre 10 et 20 minutes ou supérieure à 20 minutes. **L'âge** joue également un rôle puisque les médecins âgés de moins de 40 ans prescrivent les hypnotiques aBZD plus tardivement par comparaison aux médecins âgés de 40 à 50 ans. Les connaissances, chez les jeunes médecins, des nouvelles recommandations sur l'usage de ces thérapeutiques et de leurs dangers potentiels sont-elles meilleures ou bien réalisent-ils plus des formations médicales sur le sujet ? Une différence a été retrouvée concernant **le mode d'exercice** chez les médecins exerçant seuls qui les prescrivent dès la première consultation comparativement aux médecins exerçant en groupement médical. Les médecins exerçant en groupement ont-ils un accès plus facile aux FMC ou à la diffusion des informations ? Il n'y avait pas de données dans la littérature pour corroborer ces résultats et avancer des hypothèses. Quant aux autres hypnotiques, **les antidépresseurs sédatifs** sont parfois prescrits par les médecins si la situation se pérennise. Ce constat est également retrouvé dans l'émission de radiodiffusion pour les médecins généralistes *Fréquence M* « Psychotropes: comment sortir de la surconsommation » par Ducharbonier A. [39]. Les antidépresseurs pour traitement d'une insomnie sont initiés dans une insomnie et ce malgré les recommandations de la HAS et un rapport bénéfice/risque jugé défavorable, or pour le traitement d'un état dépressif majeur, ils sont arrêtés dans la moitié des cas avant 6 mois alors qu'ils devraient être poursuivis plus de 6 mois selon la HAS [39]. Il conviendrait donc de mieux diffuser ces informations aux médecins généralistes pour cette pathologie fréquente et importante de par ses conséquences.

Nous avons exploré également **le mode de prescription du traitement hypnotique BZD ou aBZD**, l'étude montre comme dans le référentiel consensuel de la HAS de décembre 2006 [17], que ce traitement est prescrit dans le cadre d'une insomnie aiguë, et/ou pour une durée inférieure à une semaine ou « à la demande » par la plupart des médecins. Cependant les médecins peuvent aussi le prescrire pour une insomnie chronique ou en renouvellement systématique à l'encontre des recommandations professionnelles. Des résultats similaires étaient retrouvés dans l'étude de Léger D [33]. les critères de prescription étaient selon les médecins généralistes pour une durée du trouble de plus de 3 semaines (97,6 %), pour une durée médiane de 1 mois et assez fréquemment sur un mode "à la demande" [33]. Dans l'étude les médecins prescrivaient les hypnotiques BZD ou aBZD en cas d'**échec des autres prises en charge thérapeutiques non médicamenteuses** et également car il est parfois **difficile de ne pas délivrer d'ordonnance** à des **patients insistants et désireux d'une thérapeutique médicamenteuse**. Par ailleurs les médecins généralistes prescrivant dès la première consultation un hypnotique BZD ou aBZD, reconnaissent que la prescription est souvent due au désir et à l'insistance des patients. Ces raisons étaient également retrouvées dans l'étude de Bernardini C. [35] sur l'état des lieux de l'insomnie en 2010, et par Jung G. [40] médecin généraliste en Picardie, dans son article « Trouble du sommeil: du dilemme au débat », qui se demande comment refuser à un patient un traitement efficace réclamé par celui ci, sans une certaine incompréhension de sa part, et cela pour rester en conformité avec des références médicales opposables dont le médecin, lui-même n'est pas convaincu [40]. En améliorant la prise de conscience des médecins généralistes sur la prise en charge thérapeutique de l'insomnie par l'intermédiaire de formations dédiées à cette prise en charge non médicamenteuse, ces derniers pourraient plus facilement résister aux pressions de leurs patients car ils seraient plus à même de leur proposer des alternatives non médicamenteuses.

Dans notre étude, les médecins de Picardie ont rarement recours aux **spécialistes du sommeil** et ce d'autant plus s'ils exercent en **milieu rural**. Ces structures sont peu nombreuses en Picardie, il en résulte un accès difficile pour les patients, ce qui constitue un frein pour la prise en charge. Ceci est en adéquation avec ce que Vieillot Massuel M.A. [41]

a mis en évidence dans une étude épidémiologique réalisée, dans 5 régions françaises : les examens complémentaires ou l'avis spécialisé étaient rarement prescrits. Une étude, réalisée par Salomez C. [42] et concernant la prise en charge de 154 patients souffrant d'insomnie chronique en médecine de ville puis au sein d'une unité de sommeil, constatait une prescription importante des BZD et la prise en charge en unité du sommeil montrait une réelle efficacité sur l'ensemble des paramètres des agendas de sommeil[42]. Ainsi pour certains patients ayant notamment une insomnie chronique en échec thérapeutique, le recours aux spécialistes du sommeil pourrait être utile. Il serait donc intéressant de rechercher les raisons de cette absence d'orientation des patients insomniaques sévères chronique en échec thérapeutique vers les spécialistes de sommeil.

Le deuxième axe de notre étude a consisté en l'exploration des difficultés des médecins généralistes lors de la prise en charge thérapeutique de l'insomnie de leurs patients et de trouver les moyens pour réaliser une meilleure prise en charge, voire de limiter la prescription médicamenteuse d'hypnotiques BZD ou aBZD. En effet plus des deux tiers des médecins interrogés reconnaissent avoir des difficultés pour une prise en charge non médicamenteuse de l'insomnie de leurs patients. Dans cette étude, des **limites de la prise en charge non médicamenteuse** de l'insomnie concernant certaines situations cliniques et les caractéristiques ou les antécédents propres au patient ont été évoquées par de nombreux médecins, notamment un **milieu défavorisé, un surmenage professionnel, des horaires de travail décalés, un âge plus avancé et des comorbidités.** Or ce sont des facteurs très souvent associés à ce trouble du sommeil et entrainant de plus un retentissement fonctionnel majeur, comme le montre l'étude de l'ESPS *(enquête de santé et de protection sociale)* et de l'InVS *(institut national de veille sanitaire)*, en collaboration avec des cliniciens du sommeil réalisée en 2008 [42]. Cette étude a été menée sur 8 257 ménages soit 22 273 personnes et explorait l'influence des caractéristiques sociodémographiques et de l'état de santé. Outre le sexe féminin et l'âge, l'analyse multi-variée mettait en évidence un risque accru d'insomnie chronique avec retentissement fonctionnel chez les personnes travaillant en rythme décalé (3X8, travail de nuit) et chez les individus considérés comme les plus précaires socialement. L'insomnie chronique s'est avérée associée à un grand nombre de maladies chroniques et à des indicateurs globaux de santé dégradée. Des gradients de risque ont été mis en évidence avec l'intensité du mal-être et la prévalence de l'insomnie chronique augmente également avec l'intensité des douleurs physiques et avec le nombre de localisations organiques atteintes [43]. **Une chronicité des** troubles, un contexte anxio-dépressif, les personnalités psychologiques, ou les polymédicamentés ont été également retrouvés par les médecins généralistes comme un frein à la prise en charge thérapeutique de l'insomnie non médicamenteuse dans notre étude. Cependant il ressort de l'étude de Tassi P. et Col. [19], que l'insomnie est rarement traitée isolément dans une TCC-I, mais repose plutôt sur une prise en charge globale du patient intégrant des désordres affectifs et/ou anxieux. Tous ces facteurs sont également retrouvés dans l'étude de Léger D. sur la perception de l'insomnie en médecine générale [33]. Ainsi d'après les médecins, il s'agirait de la très grande majorité de leurs patients dont la prise en charge thérapeutique non médicamenteuse de l'insomnie à type de TCC-I est difficile. Une capacité mentale et une compréhension suffisante comme une certaine motivation semblent également être des conditions indispensables pour une telle prise en charge pour les médecins généralistes de Picardie. Les patients consommateurs de médicaments et exigeants représentent enfin une réelle difficulté dans ce type de prise en charge. Une étude qualitative réalisée en 2010 par Ostor J.L. [44] a été conduite auprès de médecins généralistes afin de comprendre les difficultés rencontrées en cabinet pour la prise en charge de l'insomnie chez les patients de plus de 65 ans. L'étude montre que les médecins généralistes doivent répondre à des demandes et des pressions des patients concernant la prise en charge de leur insomnie par des moyens médicamenteux et il apparaît difficile de modifier le comportement des patients qui sont peu réceptifs aux TCC-I[44]. Diverses entreprises ont déjà été réalisées par le ministère de la santé, mettant à disposition des documents téléchargeables (ex : passeport du sommeil). Ces campagnes d'information ont été menées à l'aide de documents diffusés à 1 million d'exemplaires, accompagnés de spots radio incitant à parler du sommeil [45]. Cependant il apparaît que les habitudes ont peu changé, même si une étude réalisée en 2009 par Hullar J.[46] dont l'objectif était d'évaluer l'impact d'une action d'éducation thérapeutique de groupe dans la prise en charge non pharmacologique des insomnies de l'adulte par des médecins généralistes, a permis d'obtenir un changement des comportements et une amélioration de la qualité du sommeil chez les participants à moyen terme[46]. Enfin dans notre étude la majorité des médecins rapportaient la difficulté d'une durée de consultation limitée. En effet, outre le fait qu'il est difficile de traiter rapidement une insomnie, il est aussi un déterminant au type de prise en charge médicamenteuse proposée. Cette étude retrouvait que les médecins consultant moins de dix minutes proposaient d'emblée un hypnotique alors que les règles d'hygiène du sommeil ne sont proposées que lors du suivi. La consultation pour la prise en charge d'une insomnie requiert du temps, que ce soit pour la prise en charge diagnostique ou pour la prise en charge thérapeutique, temps qui manque cruellement aux médecins qui sont le plus souvent submergés par de multiples contraintes chronophages, notamment administratives.

__Parmi les solutions pouvant être proposées aux médecins généralistes__, un allégement de ces contraintes administratives pour permettre de gagner du temps de consultation pourrait être une aide pour la prise en charge de l'insomnie, de même que pour toutes les autres pathologies entraînant une prise en charge du patient globale et systémique. Les patients évoquent très souvent leur problème d'insomnie en fin de consultation comme le montre l'étude de Jouanin S.[31]. Certaines plaintes (anxiété, troubles du sommeil..) sont parfois minimisées par la société et le patient attend la fin de consultation, lorsqu'il se sent mis en confiance, écouté et compris pour en parler. Le déroulé de la consultation lui permet de s'assurer que le médecin est disponible et prêt à l'entendre [31]. L'article « Troubles du sommeil, un motif de consultation à part entière » réalisé en 2001 par Verdure Poussin A. et Weber J. [47] met en évidence le fait qu'on ne peut pas régler le problème en fin de consultation, par la prescription automatique d'un traitement qui sera inefficace ou dangereux s'il est mal adapté au problème du patient [47]. Nous proposons aux médecins dans cette situation de remettre au patient un agenda de sommeil et de veille et de revoir dans une consultation spécifique son patient, une quinzaine de jours plus tard. En effet **posséder des outils** est reconnus comme une aide pour les médecins généralistes. Les questionnaires standardisés, les agendas de sommeil pourraient permettre de faire gagner du temps au médecin, d'étayer le diagnostic étiologique de l'insomnie et de proposer une thérapeutique adaptée aux patients. Les études dans la littérature constatent que ces outils sont peu connus et peu utilisés [33].

L'utilisation de **fiches d'information patient** est jugée utile dans cette étude par 72,3% des médecins généralistes, où le temps de consultation est limité et ne permet pas toujours d'approfondir. Comme le montre l'étude de Susternic M. et de Meneau A. en 2007 [48]. Les informations écrites permettent d'améliorer les connaissances (notamment sur le fonctionnement du sommeil et les risques inhérents à la prise médicamenteuse) et d'impliquer les patients dans la mise en application du traitement non médicamenteux [48].

Les médecins interrogés mettent en évidence un défaut de compétence personnelle, rapporté à l'insuffisance de FMC disponibles concernant l'insomnie. Les médecins se prononçaient à 86,5% en faveur de **FMC sur le thème de l'insomnie**. A noter, que l'enseignement des troubles du sommeil est insuffisant au cours du cursus commun des étudiants en médecine et lorsqu'il est dispensé, il ne dure que quelques heures avec une répartition très inégale d'une faculté à l'autre. Les médecins doivent ainsi se former seuls pour ces prises en charge, que ce soit par lecture d'articles, de revues, ou se rendre à des FMC spécifiques après leur longue journée de travail. D'ailleurs une étude réalisée en 2010 par Volcler N.[49] qui a évalué l'efficacité de soirées interactives de FMC «Comment améliorer la prise en charge du patient qui dort mal ?». et a montré que le comportement déclaré des médecins après cette formation était plus conforme au référentiel [49]. Les médecins généralistes étaient à 67,1% à évoquer un défaut de formation médicale sur les TCC-I et 79,4% d'entre eux étaient plutôt en faveur du développement des formations sur les TCC-I. L'étude de Moreau S. qui élaborait un guide sur l'usage des TCC-I en médecine de ville dans le but de les développer en médecine générale a été évaluée par des généralistes d'Ile-de-France et a permis d'obtenir l'adhésion des médecins qui ont pris le temps de le lire [50]. **Le développement des TCC-I, et la diffusion de la formation** de ces techniques auprès des médecins généralistes permettraient d'améliorer la prise en charge non médicamenteuse des insomnies, et par la même occasion permettraient aux médecins généralistes de se sentir plus performants dans les démarches de la prise en charge thérapeutique. Une autre étude par Beaulieu P. retrouvait également des résultats similaires et démontrait qu'une information des médecins sur l'existence de ces thérapeutiques non-médicamenteuses dans le cadre d'une insomnie, est essentielle pour permettre une réelle intégration des TCC-I à l'arsenal thérapeutique [34].

Les médecins reconnaissent que **l'accès au centre de sommeil** est difficile de même que le recours aux TCC-I. Un accès plus facile aux consultations spécialisées dans l'insomnie et aux TCC-I permettrait de limiter la prescription et le renouvellement d'hypnotiques pour les insomnies chroniques. Il y a également un manque d'informations sur ces centres de sommeil, trop peu nombreux et des professionnels réalisant les TCC-I. La reconnaissance de ces techniques et la facilité d'accès à ces spécialistes est à promouvoir. De même une meilleure communication entre médecins spécialistes du sommeil et médecins généralistes est à envisager. Le rapport sur la question du sommeil pour Xavier Bertrand, ancien ministre de la santé le reconnaissait également [45]. Enfin le coût d'une prise en charge non remboursée des TCC-I est évoqué par de nombreux médecins, comme principal frein à cette absence d'orientation des patients aux spécialistes des TCC-I. Une reconnaissance par l'assurance maladie de ce type de travail participerait à augmenter l'accès à ces prises en charge même si de nombreux médecins ruraux estiment leurs patients isolés de ces structures spécialisés. Les médecins semblent reconnaître l'utilité d'une telle prise en charge mais préfèreraient y recourir par eux-mêmes en consultation, et ce même malgré un manque de temps lors des consultations.

2. LES LIMITES DE L'ETUDE

Les limites de cette étude sont principalement imputables au type de questionnaire puisqu'il s'agit d'une enquête déclarative. Il peut exister tout d'abord un biais de sélection puisqu'il est possible que les médecins ayant répondu au questionnaire soient particulièrement intéressés et compétents dans le domaine et qu'ils ont été sensibilisés par une FMC ou un article portant sur l'insomnie. Et inversement les médecins n'ayant pas répondu au questionnaire pouvaient ne pas être intéressés par le sujet ou bien ne voulaient pas être jugés. Le questionnaire en lui-même pouvait comporter un biais de par les questions majoritairement fermées qui simplifient le codage et l'interprétation, mais obligeaient les médecins à faire une moyenne de la prise en charge thérapeutique pour une patientèle souvent hétérogène. Il en résulte un possible biais d'information. Cependant des questions ouvertes pouvaient être l'occasion pour le médecin de proposer des alternatives aux questions fermées et de donner son ressenti.

3. LES PERSPECTIVES D'AVENIR

Les résultats de cette étude compte tenu de l'état des lieux des pratiques thérapeutique dans l'insomnie et des difficultés pour une prise en charge non médicamenteuse étaient en général comparables aux données des études dans la littérature. Cependant peu d'études sont réalisées en Picardie, région où peu de centres de sommeil existent, où les médecins sont plutôt ruraux et où la démographie médicale est déficitaire. Il serait intéressant d'envisager de développer et diffuser à travers la Picardie des FMC sur l'insomnie, de promouvoir les centres de sommeil, faciliter l'accès aux professionnels spécialisés dans les troubles du sommeil à type d'insomnie. Concernant la formation il serait intéressant de pouvoir accéder lors du cursus de médecine générale à des formations pratiques sur la prise en charge thérapeutique de l'insomnie et des TCC-I. Un diplôme inter universitaire sur les troubles du sommeil existe et permettrait aux médecins généralistes un complément de formation. D'autres études en Picardie notamment cas témoin sur l'intérêt sur la pratique des FMC, et des TCC-I seraient à envisager, de même sur la pratique et faisabilité des TCC-I en consultation médecine générale. Des études qualitatives permettraient d'approfondir les difficultés ressenties par les médecins généralistes. Enfin des études réalisées à une plus grande échelle sur le sentiment du patient face à la prise en charge de l'insomnie permettraient une meilleure qualité de la relation médecin-malade.

-CONCLUSION-

L'objectif de ce travail était dans un premier temps de faire un état des lieux de la prise en charge thérapeutique de l'insomnie par les médecins généralistes de Picardie, puis de comprendre les raisons poussant les médecins à prescrire une thérapeutique médicamenteuse. Enfin, nous avons souhaité connaître les difficultés des médecins pour une prise en charge non médicamenteuse et proposer d'apporter des solutions. Il n'était pas question de promouvoir les TCC-I ou de juger, voire rejeter les thérapeutiques médicamenteuses tels les hypnotiques BZD ou apparentés aux BZD.

Les résultats de notre étude confirment ce qui a été mis en évidence dans d'autres études en France, hors région Picarde. Le traitement de l'insomnie reste encore pour la majorité des médecins d'ordre médicamenteux, malgré les diverses recommandations et rapports alarmants sur la consommation de psychotropes en France[44,12]. En dehors de l'hygiène du sommeil, les autres techniques non médicamenteuses, telles que les TCC-I demeurent encore peu utilisées. En effet les médecins estiment leurs connaissances concernant la prise en charge thérapeutique non médicamenteuses de moyenne à médiocre. Ils éprouvent des difficultés pour une prise en charge non médicamenteuse qui serait en adéquation aux référentiels de la HAS. Ces difficultés sont un manque significatif de temps, de ressources, de formations médicales sur la prise en charge de l'insomnie, la pratique des TCC-I, et l'accès aux spécialistes.

Ensuite notre étude souligne de nouveaux aspects n'ayant pas été évoqués dans la littérature, comme la difficulté pour les médecins généralistes d'appliquer les traitements non médicamenteux à une grande majorité des patients où le contexte clinique, le milieu, les antécédents, notamment psychopathologique, et la forte demande de patients consommateurs restent toujours favorables à la prise médicamenteuse de thérapeutique jugé par le patient d'emblée efficace.

Certains points pourraient être utiles aux médecins généralistes pour une prise en charge non médicamenteuse comme avoir à disposition des outils tels que l'agenda du sommeil ou les questionnaires standardisés, la création de FMC portant sur l'insomnie, une formation aux TCC-I, un accès plus facile aux consultations spécialisées sur l'insomnie et aux TCC-I et enfin l'utilisation de fiches d'information patients.

En améliorant les connaissances des médecins généralistes sur la prise en charge thérapeutique de l'insomnie, ces derniers pourraient plus facilement résister et argumenter leurs choix vis à vis des pressions subies de leurs patients, car ils seraient plus à même de leur proposer des alternatives non médicamenteuses.

-ANNEXES-

Pauline DELABRE
153 rue Jean Moulin
80000 AMIENS
Tél : 06 34 38 09 21
delabre.pauline@gmail.com
Amiens, XX Novembre 2012

Docteur,

     Actuellement interne en 3ème année du DES Médecine Générale à la Faculté de médecine d'Amiens, je prépare une thèse sur « l'insomnie de l'adulte: état des lieux des pratiques concernant la prise en charge thérapeutique des médecins généralistes de Picardie et les difficultés retrouvées pour une prise en charge non médicamenteuse ».

     Je souhaite faire un état des lieux des pratiques des médecins généralistes dans la prise en charge thérapeutique de l'insomnie aiguë ou chronique, de comprendre les difficultés concernant cette prise en charge et de trouver les moyens de limiter la prescription médicamenteuse d'hypnotique benzodiazépine et apparentée dans l'insomnie aiguë ou chronique. Pour ce faire, je vous adresse un questionnaire qui serait à me retourner complété à l'aide de l'enveloppe T avant le 11 février 2012.

     En vous remerciant par avance de votre participation et du temps que vous y consacrerez,
     Je vous prie de croire, Docteur, en l'expression de ma considération distinguée.

Pauline DELABRE

Code :

L'insomnie de l'adulte : état des lieux des pratiques concernant la prise en charge thérapeutique des Médecins Généralistes de Picardie et les difficultés rencontrées pour une prise en charge non médicamenteuse.

1 / Comment qualifiez-vous vos connaissances sur l'insomnie concernant :

	Bonne	Moyenne	Médiocre
La prise en charge diagnostique	☐	☐	☐
La prise en charge thérapeutique non médicamenteuse	☐	☐	☐

2 / Connaissez-vous les thérapies cognitivo-comportementales (TCC) dans l'insomnie : *(contrôle du stimulus, la restriction du temps de sommeil, hygiène du sommeil, repérage de pensées dysfonctionnelles)?*

☐ Oui ☐ Non

↳ Si Oui, vous y avez-vous recours :

	Rarement	Parfois	Couramment
Lors de votre consultation	☐	☐	☐
Orientation vers un spécialiste	☐	☐	☐

I – LE TRAITEMENT

3 / Quelle est votre cascade de prise en charge thérapeutique concernant une insomnie aiguë ou chronique primaire (sans comorbidité psychiatrique ou somatique)? *(plusieurs réponses possibles)*

	Dès la 1ère consultation	Lors du suivi	Si la situation se pérennise	Jamais
Hygiène du sommeil	☐	☐	☐	☐
TCC	☐	☐	☐	☐
Relaxation / méditation	☐	☐	☐	☐
Psychothérapie	☐	☐	☐	☐
Phytothérapie/ Homéopathie	☐	☐	☐	☐
Hypnotiques non BZD	☐	☐	☐	☐
Benzodiazépine	☐	☐	☐	☐
Antidépresseur sédatif	☐	☐	☐	☐
Autre traitement :	☐	☐	☐	☐
Spécialiste du sommeil	☐	☐	☐	☐
Autre (préciser) :	☐	☐	☐	

4 / Concernant le traitement hypnotique-BZD ou apparenté : pourquoi les prescrivez-vous dans le cadre d'une consultation (initiale ou de suivi) pour une insomnie primaire de l'adulte : *(une réponse possible par ligne)*

	Jamais	Parfois	Souvent	Toujours
Difficulté de ne pas délivrer une ordonnance	☐	☐	☐	☐
Pour une insomnie aiguë (< 1 mois)	☐	☐	☐	☐
Pour une insomnie chronique (> 3mois)	☐	☐	☐	☐
Pour une durée < 1 semaine ou « à la demande »	☐	☐	☐	☐
Pour une durée d'un mois ou à renouveler	☐	☐	☐	☐
Désir ou insistance du patient pour un traitement médicamenteux pour une efficacité immédiate	☐	☐	☐	☐
Échec d'autres prises en charge non médicamenteuses	☐	☐	☐	☐
Autre (préciser) :		☐	☐	☐

II – Les difficultes d'une prise en charge non medicamenteuse et les ameliorations qui pourraient etre utiles

5/ Vous sentez-vous en difficulté pour une prise en charge de vos patients non médicamenteuse *(Règle d'hygiène du sommeil / TCC)* pour les situations suivantes ?

	Oui	Non	Ne sait pas
Patient demandeur de médicaments	☐	☐	☐
Patient non motivé ou refus	☐	☐	☐
Délai de consultation limité	☐	☐	☐
Accès difficile aux centres spécialisés du sommeil	☐	☐	☐
Recours aux TCC difficile	☐	☐	☐
Pas eu de formation médicale continue sur les TCC	☐	☐	☐

Autres propositions (préciser) : ....

6/Quelles améliorations pour la prise en charge de l'insomnie par le Médecin Généraliste pourraient être utiles pour limiter la prescription médicamenteuse ?

	Oui	Non
Posséder des outils facilement accessibles pour le praticien pour la prise en charge de l'insomnie	☐	☐
Création des FMC sur l'insomnie	☐	☐
Formation aux TCC sommeil	☐	☐
Accès facile aux centres ou à des consultations spécialisées du sommeil	☐	☐
Accès facile aux TCC	☐	☐
Utilisation de fiche d'information patient	☐	☐
Rémunération type programme d'éducation thérapeutique adaptée	☐	☐

Autres propositions (préciser) : ....

7/ Quelles sont, selon vous, les limites d'utilisation des TCC / règles d'hygiène du sommeil ?

- Situations cliniques :..
....
....

-Types de patients : ....
....
....

8/ Vous êtes : ☐ Femme ☐ Homme

9/ Âge : ☐ < 40 ans ☐ entre 40 et 50 ans ☐ > 50 ans

10/ Mode d'exercice : ☐ Seul(e) ☐ Cabinet groupe / Maison médicale

11/ Zone d'exercice : ☐ Rural ☐ Semi-rural ☐ Urbain

12/ Département : ☐ Aisne ☐ Oise ☐ Somme

13/ Durée moyenne de consultation : ☐ < 10 min ☐ entre 10 et 20 min☐ > 20 min

3. Troubles du sommeil selon ICSD 2

L'ICSD-2 révisée en 2004, suite aux travaux d'un groupe d'experts de l'AASM, propose le classement suivant, selon une approche de type phénoménologique *(1)*

Insomnies	Insomnie d'ajustement
	Insomnie psycho-physiologique
	Insomnie paradoxale
	Insomnie idiopathique
	Insomnie liée à une pathologie psychiatrique
	Hygiène du sommeil inadéquate
	Insomnie comportementale de l'enfant
	Insomnie due à une drogue ou à une substance
	Insomnie liée à une pathologie physique
	Insomnie non due à une substance ni à un désordre physiologique connu (insomnie non organique)
	Insomnie physiologique non spécifiée
Troubles du sommeil relatifs à la respiration	
Hypersomnies d'origine centrale	
Troubles du sommeil liés aux rythmes circadiens	
Parasomnies	
Troubles du sommeil liés à des mouvements anormaux	
Symptômes isolés, variantes apparemment normales, problèmes non résolus	
Autres troubles du sommeil	

4. Critères généraux de l'insomnie selon ICSD 2

A. Le patient rapporte un ou plusieurs des plaintes suivantes :
1. difficulté à s'endormir
2. difficulté à rester endormi
3. réveil trop précoce
4. sommeil durablement non réparateur ou de mauvaise qualité

B. Les difficultés ci-dessus surviennent en dépit d'opportunités et de circonstances adéquates pour dormir.

C. Au moins un des symptômes suivants relatif au problème du sommeil nocturne est rapporté par le patient :
1. fatigue, méforme
2. baisse d'attention, de concentration ou de mémoire
3. dysfonctionnement social, professionnel ou mauvaise performance scolaire
4. instabilité d'humeur, irritabilité
5. somnolence diurne
6. baisse de motivation, d'énergie ou d'initiative
7. tendance aux erreurs, accidents au travail ou lors de la conduite automobile
8. maux de tête, tension mentale et/ou symptômes intestinaux en réponse au manque de sommeil
9. préoccupations et soucis à propos du sommeil.

5. Classification de la sévérité de l'insomnie

D'après l' ISI (index de sévérité de l'insomnie) (51)

Sévérité	Fréquence/semaine	Retentissement diurne
insomnie légère	1 nuit ou moins	retentissement minime
insomnie modérée	2 ou 3 nuits	fatigue, état maussade, tension, irritabilité
insomnie sévère	4 nuits ou plus	fatigue, état maussade, tension, irritabilité, hypersensibilité diffuse, troubles de la concentration, performances psychomotrices altérées

6. Les différents types d'insomnies selon ICSD 2

Hygiène du sommeil inadéquate

A. Les symptômes du patient correspondent aux critères de l'insomnie.
B. L'insomnie relevée est présente depuis au moins un mois.
C. Les conditions d'une hygiène du sommeil inadéquate sont prouvées, comme l'indique la présence d'au moins l'un des critères suivants :
   1. Habitudes de sommeil impropres consistant en fréquentes siestes diurnes, choix d'horaires de coucher et de lever trop variables ou temps excessif passé au lit.
   2. Consommation habituelle de produits contenant de l'alcool, de la nicotine, de la caféine, en particulier à proximité de l'heure du coucher.
   3. Pratique d'activités mentales ou physiques stimulantes, ou procurant de fortes émotions, trop près de l'heure du coucher
   4. Pratique fréquente d'activités au lit autres que le sommeil (télévision, lecture, étude, déjeuner, etc.).
D. La perturbation du sommeil n'est pas mieux expliquée par un autre trouble actuel du sommeil, une
E. pathologie somatique ou neurologique, une pathologie psychique, l'usage d'un médicament ou un trouble du à la consommation d'une substance.

Critères de l'insomnie d'ajustement *

A. Les symptômes du patient correspondent aux critères de l'insomnie.
B. La perturbation du sommeil est associée dans le temps avec un évènement stressant sur le plan psychologique.
C. La perturbation du sommeil est supposée se résoudre quand l'évènement stressant se dissipe ou quand le patient s'adapte à celui-ci.
D. La perturbation du sommeil dure moins de trois mois.
E. La perturbation du sommeil n'est pas mieux expliquée par un autre trouble actuel du sommeil, une pathologie somatique ou neurologique, une pathologie psychique, l'usage d'un médicament ou un trouble dû à la consommation d'une substance.

* Autres appellations : insomnie aiguë, transitoire, de court terme, relative à un stress ; trouble de l'ajustement

Critères de l'insomnie psychophysiologique

A. Les symptômes du patient correspondent aux critères de l'insomnie.
B. L'insomnie est présente depuis au moins un mois.
C. Le patient présente une difficulté probante de sommeil conditionné et/ou une hypervigilance au lit, comme l'indique une ou plus des conditions suivantes :
   1. Une excessive focalisation ou une hyper anxiété concernant le sommeil
   2. Une difficulté à s'endormir au lit à l'heure souhaitée ou à l'occasion de siestes programmées, mais pas de difficulté à s'endormir pendant des activités de routine lorsque le sommeil n'est pas recherché.
   3. Une meilleure capacité à dormir hors de chez lui que chez lui.
   4. Une vigilance mentale au lit caractérisée par des pensées intrusives ou une incapacité à cesser volontairement l'activité mentale empêchant le sommeil.
   5. Une tension physique élevée au lit traduite par une incapacité à relaxer suffisamment le corps pour permettre l'arrivée du sommeil
D. La perturbation du sommeil n'est pas mieux expliquée par un autre trouble actuel du sommeil, une pathologie somatique ou neurologique, une pathologie psychique, l'usage d'un médicament ou un trouble du à la consommation d'une substance.

Critères de l'insomnie paradoxale *

A. Les symptômes du patient correspondent aux critères de l'insomnie.
B. L'insomnie est présente depuis au moins un mois.
C. Un ou plusieurs des critères suivants s'applique :
   1. Le patient relate un état chronique de sommeil rare ou absent pendant la plupart des nuits, avec de rares nuits au cours desquelles des quantités relativement normales de sommeil sont obtenues
   2. Les données d'agenda du sommeil pendant une semaine de relevé ou plus montrent un temps moyen de sommeil inférieur aux valeurs de référence rapportées à l'âge, souvent sans aucun sommeil plusieurs nuits par semaine ; typiquement, il n'y a aucune sieste après de telles nuits.
   3. Il existe une discordance prononcée entre les résultats objectifs de la polysomnographie ou de l'actigraphie et les estimations subjectives provenant des appréciations du patient ou de son agenda de sommeil.
D. Au moins un des critères suivants est observé :
   1. Le patient se dit conscient en permanence ou presque de l'existence de stimuli environnementaux pendant la plupart des nuits.
   2. Le patient témoigne d'un type de pensées conscientes ou de rumination pendant la plupart des nuits tant qu'il se maintien en position couchée.
E. Les répercussions diurnes relatées sont cohérentes avec celles d'autres types d'insomnie, mais sont beaucoup moins sévères que le laisserait supposer le niveau extrême de privation de sommeil relatée ; il n'y a pas de phases de sommeil diurne gênantes, de désorientation ou d'incident sérieux du à une perte de vigilance, même au lendemain des nuits sans sommeil.
F. La perturbation du sommeil n'est pas mieux expliquée par un autre trouble actuel du sommeil, une pathologie somatique ou neurologique, une pathologie psychique, l'usage d'un médicament ou un trouble dû à la consommation d'une substance.

* Autres appellations : insomnie par mauvaise perception du sommeil, insomnie subjective, pseudo-insomnie, insomnie sans signes objectifs, hypochondrie du sommeil.

Critères de l'insomnie idiopathique

A. Les symptômes du patient correspondent aux critères de l'insomnie.
B. L'évolution du trouble est chronique, comme l'indique chacun des éléments suivants :
   1. Début pendant l'enfance ou la petite enfance.
   2. Absence de cause ou de facteur déclenchant.
   3. Évolution persistante sans période de rémission durable.
C. La perturbation du sommeil n'est pas mieux expliquée par un autre trouble actuel du sommeil, une pathologie somatique ou neurologique, une pathologie psychique, l'usage d'un médicament ou un trouble du à la consommation d'une substance.

Critères de l'insomnie liée à une pathologie mentale

A. Les symptômes du patient correspondent aux critères de l'insomnie.
B. L'insomnie relevée est présente depuis au moins un mois.
C. Un trouble psychiatrique a été diagnostiqué selon les critères en vigueur (définis selon le DSM IV).
D. Il existe un lien temporel entre l'insomnie et la pathologie mentale ; cependant, dans certains cas, l'insomnie peut apparaître quelques jours ou semaines avant l'émergence de la pathologie jusqu'alors sous-jacente.
E. L'insomnie est plus marquée que celle qui est typiquement associée aux pathologies psychiatriques, comme l'indique le fait de causer une détresse marquée ou le fait de constituer une cible de traitement en soi.
F. La perturbation du sommeil n'est pas mieux expliquée par un autre trouble actuel du sommeil, une pathologie somatique ou neurologique, une pathologie psychique, l'usage d'un médicament ou un trouble du à la consommation d'une substance.

Critères de l'insomnie liée à une pathologie physique

A. Les symptômes du patient correspondent aux critères de l'insomnie.
B. L'insomnie relevée est présente depuis au moins un mois.
C. Le patient a une pathologie somatique ou un état physiologique connu pour perturber le sommeil.
D. L'insomnie est clairement associée à cette maladie. Elle a commencé vers le début ou à l'occasion d'une aggravation significative de celle-ci et progresse ou décroît selon ses fluctuations.
E. La perturbation du sommeil n'est pas mieux expliquée par un autre trouble actuel du sommeil, une pathologie somatique ou neurologique, une pathologie psychique, l'usage d'un médicament ou un trouble du à la consommation d'une substance.

Critères de l'insomnie due à un médicament ou une autre substance psychostimulante

A. Les symptômes du patient correspondent aux critères de l'insomnie.
B. L'insomnie relevée est présente depuis au moins un mois.
C. L'un des critères suivants est observé :
   1. Il existe une dépendance actuelle ou un abus d'une drogue ou d'une substance connue pour perturber le sommeil, soit pendant sa période active, soit par intoxication, soit pendant la période d'interruption.
   2. Le patient a actuellement un usage ou une exposition à un médicament, un aliment ou un toxique, connu pour avoir des propriétés perturbant le sommeil chez les individus sensibles.
D. L'insomnie est liée temporellement à l'exposition à cette substance, son usage ou abus, ou son interruption.
E. La perturbation du sommeil n'est pas mieux expliquée par un autre trouble actuel du sommeil, une pathologie somatique ou neurologique ou une pathologie psychique.

---

7. Définition de l'insomnie chronique primaire selon le DSM IV

DSM-IV-TR le manuel diagnostique et statistique des troubles mentaux, 4e ed. (5)

➤ présence d'au moins un des critères ci-dessous :

    - difficultés à initier le sommeil,

    - réveils nocturnes avec des difficultés pour se rendormir,

    - réveil matinal précoce,

➤ Avec un sommeil non réparateur, sensation de fatigue au réveil et conséquences négatives sur le fonctionnement diurne (irritabilité, manque de concentration),

➤ Depuis au moins un mois et minimum 3 fois par semaine,

➤ Sans autre trouble du sommeil, tel que le syndrome des apnées du sommeil ou le syndrome des jambes sans repos,

➤ Sans trouble mental : état dépressif majeur, anxiété généralisée, accès maniaque,

➤ Sans prise de substances toxiques ou médicamenteuses, ni d'affection médicale pouvant induire le trouble du sommeil.

---

8. Synthèse des recommandations : HAS 2006

Prise en charge du patient adulte se plaignant d'insomnie en médecine générale. 2006 décembre SFTG en partenariat avec l'HAS.

PRINCIPES GÉNÉRAUX

DIAGNOSTIC	Consacrer à la plainte d'insomnie le temps d'une consultation
	Le diagnostic d'insomnie est essentiellement clinique et porte sur l'ensemble du cycle éveil-sommeil
	Le principal critère différentiel entre insomnie d'ajustement et insomnie chronique est l'existence d'une situation de stress
	La majeure partie des insomnies chroniques est liée à une pathologie dépressive ou anxieuse Une insomnie isolée est fréquemment le symptôme avant-coureur d'un état dépressif
RECOURS À UN SPÉCIALISTE DU SOMMEIL	Seulement en cas d'insomnies atypiques, rebelles ou liées à d'autres troubles du sommeil
STRATÉGIES THÉRAPEUTIQUES	Elles doivent comporter de façon générale : - un ensemble de règles élémentaires d'hygiène du sommeil - une régulation du cycle veille-sommeil avec renforcement de l'éveil diurne - un suivi programmé avec réévaluation périodique de la situation, quel que soit le traitement
	En cas d'insomnie d'ajustement : - dédramatiser la situation, assurer un soutien psychologique - si nécessaire, un traitement pharmacologique, par sédatif, anxiolytique ou hypnotique, qui doit être le plus léger et le plus bref possible
	En cas d'insomnie chronique : - outre le traitement de la pathologie éventuellement associée, - le traitement préférentiel de l'insomnie en première intention est, dans la mesure du possible, une thérapie comportementale ou une psychothérapie - réserver la prescription d'hypnotique au cas de recrudescence temporaire de l'insomnie, de façon ponctuelle, après réévaluation de la situation du patient

CONSIGNES PRATIQUES

DIAGNOSTIC	Identifier la nature de la plainte (type, ancienneté, fréquence, sévérité ; répercussions diurnes ; traitements utilisés)
	S'appuyer sur un plan d'évaluation, un agenda du sommeil, l'arbre décisionnel *[ci-joint]*
PRESCRIPTION D'UN HYPNOTIQUE	CRITÈRES DE CHOIX - le profil d'insomnie du patient, l'état physiologique du patient (âge, état rénal et hépatique) - le délai d'action du produit (Tmax) et sa durée, liés à la dose et à la demi-vie - les effets résiduels diurnes, le type d'activités pouvant être pratiquées au décours de la prise du produit - le risque d'interactions médicamenteuses, notamment avec d'autres psychotropes
	ERREURS À ÉVITER - prescrire ou renouveler un hypnotique de façon systématique - associer deux anxiolytiques ou deux hypnotiques - prescrire un hypnotique en cas de pathologie respiratoire - arrêter brutalement un traitement hypnotique L'effet rebond peut être limité ou évité par le choix de produits à demi-vie courte ou moyenne, à la plus faible dose efficace, et une diminution progressive de la dose
	INFORMER LES PATIENTS dès la prescription sur : - la durée du traitement, le respect de la dose prescrite, l'heure de la prise, le délai d'action du produit, les effets résiduels possibles, les modalités d'arrêt du traitement, les effets indésirables à l'arrêt - le délai à respecter à partir de la prise d'hypnotique pour pouvoir exercer des activités requérant vigilance et adresse (conduite automobile ou de machines, travaux de précision)
SEVRAGE DES HYPNOTIQUES	Toujours progressif, sa durée peut s'étendre sur plusieurs mois (utilisateurs de longue durée) : - réduire les doses par paliers de ¼ de comprimé - instaurer un suivi attentif, y compris après arrêt total de l'hypnotique
CHOIX D'UNE THÉRAPIE	Choisir entre les deux méthodes comportementales praticables en soins primaires (mais peu répandues en France) : le contrôle du stimulus et la restriction du temps de sommeil
PERSONNES ÂGÉES	- Éviter des traitements hypnotiques intempestifs (différencier les modifications physiologiques du sommeil des insomnies avérées) - Si l'hypnotique paraît nécessaire, choisir des produits à demi-vie courte et à demi-doses - Veiller au risque d'interactions médicamenteuses en cas de polymédication, surtout par psychotropes ou antalgiques majeurs

ARBRE DÉCISIONNEL (inspiré de M. Billiard. Quotidien du Médecin)

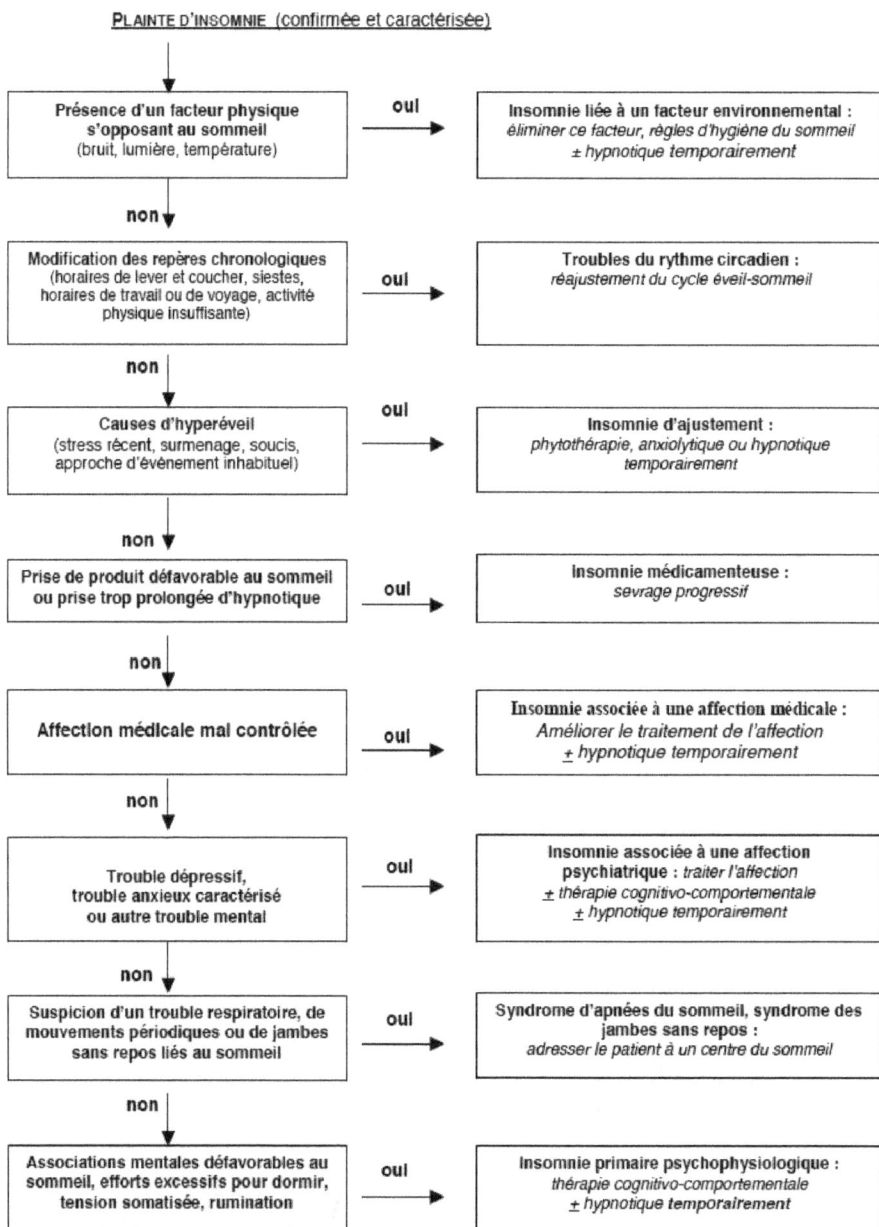

PLAINTE D'INSOMNIE (confirmée et caractérisée)

Présence d'un facteur physique s'opposant au sommeil (bruit, lumière, température)	**oui** →	Insomnie liée à un facteur environnemental : *éliminer ce facteur, règles d'hygiène du sommeil ± hypnotique temporairement*

non ↓

Modification des repères chronologiques (horaires de lever et coucher, siestes, horaires de travail ou de voyage, activité physique insuffisante)	**oui** →	Troubles du rythme circadien : *réajustement du cycle éveil-sommeil*

non ↓

Causes d'hyperéveil (stress récent, surmenage, soucis, approche d'événement inhabituel)	**oui** →	Insomnie d'ajustement : *phytothérapie, anxiolytique ou hypnotique temporairement*

non ↓

Prise de produit défavorable au sommeil ou prise trop prolongée d'hypnotique	**oui** →	Insomnie médicamenteuse : *sevrage progressif*

non ↓

Affection médicale mal contrôlée	**oui** →	Insomnie associée à une affection médicale : *Améliorer le traitement de l'affection ± hypnotique temporairement*

non ↓

Trouble dépressif, trouble anxieux caractérisé ou autre trouble mental	**oui** →	Insomnie associée à une affection psychiatrique : *traiter l'affection ± thérapie cognitivo-comportementale ± hypnotique temporairement*

non ↓

Suspicion d'un trouble respiratoire, de mouvements périodiques ou de jambes sans repos liés au sommeil	**oui** →	Syndrome d'apnées du sommeil, syndrome des jambes sans repos : *adresser le patient à un centre du sommeil*

non ↓

Associations mentales défavorables au sommeil, efforts excessifs pour dormir, tension somatisée, rumination	**oui** →	Insomnie primaire psychophysiologique : *thérapie cognitivo-comportementale ± hypnotique temporairement*

9. Recommandation de l'évaluation et enquête étiologique d'une insomnie

D'après Viot-Blanc V, Peyrieux JC *(23)*

I. CARACTÉRISER LA PLAINTE DU PATIENT			
SON TYPE	la plainte concerne le sommeil	difficulté à s'endormir	*difficulté d'initiation*
		réveils en cours de nuit	*difficulté de maintien du sommeil*
		réveil matinal trop précoce	
	la plainte concerne le réveil ou la journée, alors qu'il pense avoir bien dormi	fatigue	*sommeil non réparateur*
		sensation de tension somnolence	
SON ANCIENNETÉ		moins de 1 mois	*insomnie d'ajustement ?*
		plus de 1 mois : nb. de mois ou années |__|	*insomnie chronique ?*
SA SÉVÉRITÉ	Fréquence : nombre de mauvaises nuits par semaine	1 ou moins	*insomnie légère*
		2 ou 3	*modérée*
		4 ou plus	*sévère*
	Retentissement diurne après les mauvaises nuits	aucun retentissement	*pas de véritable insomnie*
		fatigue, état maussade, tension, irritabilité	*insomnie légère, modérée ou sévère*
		somnolence	*autre trouble du sommeil (cf. page suivante)*
LES TRAITEMENTS POUR DORMIR ÉVENTUELLEMENT UTILISÉS		nature, fréquence et durée d'utilisation des produits	
		traitements anciens ou en cours	
ÉVALUER LE TEMPS PASSÉ AU LIT ET LE TEMPS DE SOMMEIL	Agenda du sommeil sur 1 ou 2 semaines	horaires du coucher et du lever (temps A, passé au lit)	*A > B = trop de temps passé au lit*
		estimation du temps de sommeil nécessaire (temps B) :	*B> A = temps de sommeil insuffisant*
		≥ 9 h = gros dormeur	
		6 à 9 h = moyen dormeur	
		< 6 h = court dormeur	*pas d'insomnie vraie*

II. RECHERCHER LES CAUSES			DÉCIDER
ENVIRONNEMENT NOCTURNE	bruit - lumière - température	*Défaut d'hygiène du sommeil*	Conseiller
MODIFICATION DES REPÈRES	variabilité des horaires de lever et coucher	*Troubles circadiens*	Conseiller
	siestes trop prolongées	*et/ou*	
	activité physique insuffisante	*Défaut d'hygiène du sommeil*	
	horaires de travail irrégulier		
	travail de nuit		
	voyages trans-méridiens fréquents		
CAUSES D'HYPER ÉVEIL	surmenage, hyperactivité en fin de journée	*Défaut d'hygiène du sommeil*	Conseiller
	évènement inhabituel récent ou imminent	*Insomnie d'ajustement*	et/ou
	soucis, stress	*Insomnie d'ajustement*	Traiter
AUTRES TROUBLES DU SOMMEIL ASSOCIÉS (recueillir l'avis du conjoint)	ronflements, excès de poids, somnolence diurne	*Syndrome d'apnées du sommeil*	Avis et/ou exploration complémentaire (PSG)
	mouvements brusques des membres pendant le sommeil	*Mouvements périodiques des membres*	
	Compulsion à bouger les jambes, souvent avec dysesthésies, survenant au repos, le soir et momentanément soulagées par le mouvement	*Syndrome des jambes sans repos*	
MALADIE ASSOCIÉE	état douloureux	*Insomnie liée à une co-morbidité*	Traiter ou Adapter un traitement de la maladie associée
	trouble dépressif		
	trouble anxieux caractérisé		
	neuropathie dégénérative		
	migraine		
	asthme, bronchopathie obstructive		
	reflux gastro-œsophagien		
	hyperthyroïdie		
SUBSTANCE PERTURBANT LE SOMMEIL	médicaments : amphétamines, antidépresseurs stimulants, B-bloquant, corticoïdes, hormones thyroïdiennes, théophyline,...	*Insomnie liée à une co-morbidité*	Adapter le traitement de la maladie associée
	Hypnotiques pris au long cours		
	café, thé, soda caféiné		Conseiller
	alcool, tabac, drogue		Traiter l'addiction et l'insomnie
CONDITIONNEMENT PSYCHO-PHYSIOLOGIQUE	Associations mentales défavorables au sommeil, efforts excessifs pour dormir, tension somatisée, rumination	*Insomnie sans co-morbidité*	Traiter l'insomnie
MAUVAISE PERCEPTION DU SOMMEIL	Manque de conscience ou impression d'absence du sommeil		PSG ? Psychothérapie ?

55

10. Agenda de sommeil et de veille

D'après la recommandation HAS décembre 2006 (17)

Nom et prénom du Patient : .... Nom du Médecin : .... Dates : période du ../../.... au ../../....

Jours (*)	Hypnotique (cocher)	19h	21h	23h	1h	3h	5h	7h	9h	11h	13h	15h	17h	19h	Qualité du sommeil	Qualité de l'éveil	Remarques
Lun																	
Mar																	
Mer																	
Jeu																	
Ven																	
Sam																	
Dim																	
Lun																	
Mar																	
Mer																	
Jeu																	
Ven																	
Sam																	
Dim																	
Lun																	
Mar																	
Mer																	
Jeu																	
Ven																	
Sam																	
Dim																	

Mode d'utilisation

↓ Heure d'extinction de la lumière ○ Fatigue Qualité du sommeil : *noter de 1 à 10 dans la case* Exemple : |8|

//// Périodes de sommeil (griser) ★ Envie de dormir Qualité de l'éveil : *noter de 1 à 10 dans la case* Exemple : |5|

| | Périodes d'éveil nocturne (laisser en blanc) ● Sieste involontaire (état dans la journée : en forme ou non)

↑ Heure du lever ■ Sieste volontaire Traitement : *en cas de prise d'hypnotique, cocher la case* : |x|

(*) *Le nombre de jours peut aller jusqu'à 28 ou même 31, seul le format de la page limite ici.*

Consignes au patient :
- Remplir l'agenda :
  - chaque matin, en fonction des souvenirs de la nuit (inutile de regarder sa montre pendant la nuit, ce qui perturberait davantage sommeil ; l'agenda n'est pas un outil de précision)
  - chaque soir, pour relater l'état du patient pendant la journée
- Tenir l'agenda sur l'ensemble de la période d'observation, de façon à obtenir un aperçu des variations de sommeil au fil du temps

11. Règles d'hygiène du sommeil

1. Eviter la caféine, le tabac de quatre à six heures avant l'heure du coucher ou lors d'éveils nocturnes.

2. Eviter de consommer de l'alcool près de l'heure du coucher (l'alcool occasionnant un sommeil plus fragmenté, et des réveils matinaux prématurés)

3. Favoriser l'activité physique durant la journée ou en début de soirée, éviter l'activité physique intense en fin de soirée car cela peut avoir un effet stimulant.

4. Privilégier un environnement confortable, sombre et calme dans la chambre à coucher.

12. Consignes de contrôle du stimulus

D'après Bootzin RR, Apstein D, Wood JM. Stimulus control instructions. (24)

- Réserver au moins une heure de détente avant le coucher : permet d'éviter de provoquer un état d'activation et favorise l'association entre les indices temporels de détente et le coucher

- Aller au lit uniquement lorsque somnolent : favorise un endormissement rapide et nécessite la distinction entre fatigue et somnolence

- Si le sommeil ne survient pas dans les 15 à 20 minutes, se lever et faire une activité tranquille dans une autre pièce et retourner au lit uniquement lorsque somnolent : brise l'association entre les stimuli environnementaux (lit, chambre) et l'insomnie et exige de privilégier une activité calme le soir et d'éviter toute activité stimulante

- Se lever tous les jours à la même heure peu importe la quantité de sommeil obtenue : permet de réguler le cycle veille-sommeil et d'augmenter la pression de sommeil la nuit suivante

- Réserver le lit et la chambre à coucher uniquement pour le sommeil et les activités sexuelles : brise l'association entre les stimuli environnementaux (lit, chambre) et l'éveil (lecture, télévision, tracas, résolution de problèmes)

- Eviter de faire la sieste : renforce l'homéostasie du sommeil et minimise les difficultés de sommeil la nuit suivante

57

13. **Procédure de restriction du sommeil**

Restreindre le temps passé au lit au temps réellement dormi d'après Spielman AJ, saskin P, Thorpy MJ. Treatment of chronic insomnia by restriction of time in bed. (25)

Etapes :

1. Déterminer une fenêtre de sommeil à l'intérieur de laquelle le patient pourra dormir : calculer la moyenne du temps dormi par nuit sur la base d'un agenda du sommeil complété par le patient pendant au moins une semaine (ex : 6h00), la moyenne de temps passé au lit (ex : 8h30) et l'efficacité du sommeil (71%)

2. Déterminer une fenêtre de sommeil correspondant à la moyenne du temps dormi (ex : 6h00) et déterminer l'heure du coucher (ex : 00h00) et l'heure du lever (ex : 6h00) selon les préférences du patient et le type d'insomnie présenté.

3. Ajuster la fenêtre de sommeil hebdomadairement selon l'efficacité du sommeil de la semaine précédence : augmenter la fenêtre de sommeil de 15minutes si l'efficacité de sommeil st supérieure à 85%, diminuer de 15 min si elle est inférieure à 80% et maintenir la fenêtre de sommeil inchangée pour une semaine supplémentaire si elle se situe entre 80 et 85%.

4. Ajuster la fenêtre de sommeil jusqu'à ce qu'une durée optimale de sommeil soit atteinte (selon facteurs tels âge, préférence du patient, horaires, style de vie)

14. Tableau récapitulatif des différents traitements médicamenteux hypnotiques

D'après la recommandation HAS décembre 2006 (17)

DCI	Noms de marque	Dose thérapeutique usuelle		Délai d'action		Indications	Durées de prescription autorisées
		adulte	personne âgée	T max	Durée de demi-vie		
BZD							
Estazolam	Nuctalon®	1 - 2 mg	0.5 - 1 mg	15 – 30'	8 – 24 h	Insomnies occas. & transitoires	4 semaines
Lormetazepam	Noctamide®	1 – 2 mg	0.5 – 1 mg	3 h	10 h	Insomnies occas. & transitoires	4 semaines
Loprazolam	Havlane®	1 mg	0.5 mg	1 h	8 h	Insomnies occas. & transitoires	4 semaines
Nitrazepam	Mogadon®	5 mg	2.5 mg	2 – 3 h	16 – 48 h	Insomnies occas. & transitoires Insomnies chroniques	4 semaines
Temazepam	Normison®	15 – 30 mg	7.5 – 15 mg	45' – 4 h	5 – 8 h	Insomnies occas. & transitoires	4 semaines
Triazolam	Halcion®	0.125 – 0.25 mg	0.125 mg	15 – 30'	1.5 – 5 h	Insomnies occas. & transitoires	**2 semaines**
Flunitrazepam	Rohypnol®	0.5 – 1 mg	0.5 mg	3 h	16 – 35 h	Insomnies occas. & transitoires	2 x 1semaine
Apparentés aux BZD							
Zolpidem	Stilnox®	5 – 10 mg	5 mg	30'	1.5 – 4.5 h	Insomnies occas. & transitoires	4 semaines
Zopiclone	Imovane®, Noctirex Gé®	7.5 mg	3.75 mg	1 h 30 - 2 h	5 h	Insomnies occas. & transitoires	4 semaines
Antihistaminiques							
Alimémazine	Théralène®	5 – 10 mg	5 mg	pas de données	pas de données	Insomnies occas. & transitoires	non précisé
Doxylamine	Donormyl®	7.5 - 15 mg	3.75 - 7.5 mg	2 h	10 h	Insomnies occas. & transitoires	2 à 5 jours
Chlorazépate + Acépromazine	Noctran®	1 cp	½ cp	60'	30 – 150 h	Insomnies occas. & transitoires	4 semaines
Méprobamate + Acépromazine	Mépronizine®	1 cp	-	1 – 3 h	6 – 16 h	Insomnies	courte durée (non précisé)

Nota bene : NOCTRAN et MEPRONIZINE sont des médicaments qui ont été retirés du marché en 2012

-BIBLIOGRAPHIE-

1. International Classification of Sleep discorders. American Academy of sleep medicine. Wetchester, Illinois; 2005.

2. Leger D, Guilleminault C, Dreyfus JP, Delahaye C, Paillard M. Prevalence of insomnia in a survey of 12,778 adults in France. J Sleep Res. 2000;9:35-42.

3. Chan-Chee C, BayonV, Bloch J, Beck F, Giordonella JP, Leger D. Épidémiologie de l'insomnie en France: état des lieux. Revue d'épidémiologie et de santé publique. 2011 Dec;59,6:409–22.

4. Ohayon MM. Prévalence et comorbidité des troubles du sommeil dans la population générale. La revue du praticien. 2007 Sep 30;57:1521–8.

5. American Psychiatric Associations. DSM-IV-TR le manuel diagnostique et statistique des troubles mentaux, 4e ed. (diagnostic and statistical manual of mental discorders). Wachington(DC);1997.

6. Ohayon MM, Reynolds 3rd CF. Epidemiological and clnical relevance of insomnia diagnosis algorithms according to the DSM-IV and the International Classification of Sleep Discorders (ICSD). Sleep Med 2009; 10: 952-60.

7. Ohayon MM. Epidemiology of insomnia: what we know and what we still need to learn. Sleep Med Rev. 2002;6:97-111.

8. Ohayon MM, Shapiro CM, Kennedy SH. Differentiatinf DSM-IV anxiety and depressive discorders in the general population: comorbidity and treatment consequences. Can J Psychiatry. 2000;45:166–72.

9. Ohayon MM, Caulet M. Psychotripic medication and insomnia complaints in two epidemiological studies. Can J Psychiatry. 1996;41:457–64.

10. Touitou Y. Médicaments du sommeil et de la vigilance Troubles du sommeil et hypnotiques Impacts médicaux et socio-économiques. Ann Pharm Fr 2007, 65 : 230-238.

11. Walsh JK, Engelhardt CL. The direct economic costs of insomnia in the United States for 1995. Sleep. 1999 May 1;22 Suppl 2:S386-93.

12. Afssaps. État des lieux de la consommation des benzodiazépines en France. Jan 2012.

13. Bonnet MH, Arand DL. Hyperarousal and insomnia: state of the science. Sleep Med Rev. 2010;14:9–15.

14. Spielman AJ, Caruso LS, Glovinsky PB. A behavioral perspective on insomnia treatment. Psychiatr Clin North Am. 1987;10:541–53.

15. Ohayon MM, Lemoine P. Répercussions diurnes de l'insomnie dans la population générale française. L'Encéphale, 2004 ; 30 : 222-7.

16. Bélanfer L, Morin CM. Insomnie de l'adulte. Les troubles du sommeil, Billiard M, Dauvilliers Y. 2ème ed. Issy-Les-Moulineaux: Elsevier Masson; 2012. page 155–74.

17. SFTG en partenariat avec l'HAS. Prise en charge du patient adulte se plaignant d'insomnie en médecine générale. 2006 déc page 3.

18. Viot-Blanc V, Peyrieux JC. Does a practical diagnostic questionnaire improve management of insomnia in general practice? Sleep Research Online 1999; (suppl): 794.

19. Tassi P, Thibault-Stoll A, Chassagnonb S, Biry S, Petiaub C. Thérapie comportementale et cognitive de l'insomnie. Journal de thérapie comportementale et cognitive. 2010;20:125–30.

20. Montgomery P, Dennis J. Cognitive behavioural interventions for sleep problems in adults aged 60+. Cochrane Database Syst Rev. 2003;1:CD003161.

21. Morin CM, Culbert JP, Schwartz SM. Non-pharmacological interventions for insomnia: a meta-analysis of treatment efficacy. Am J Psychiatry.1994 Aug;151;8:1172-80.

22. Rédaction Prescrire. Plaintes de mauvais sommeil, Autant que possible éviter les somnifères. Prescire. 2008 Février;28,292:111–8.

23. Collège National des Généralistes Enseignants. Prise en charge des troubles psychopathologiques. Médecine générale. 2ème ed. Issy-Les-Moulineaux: Elsevier Masson; 2009. page 129–30.

24. Bootzin RR, Apstein D, Wood JM. Stimulus control instructions. In: Hauri P, editor case studies in insomnia. New York: Plenium Press; 1991.p.19-28.

25. Spielman AJ, Saskin P, Thorpy MJ. Treatment of chronic insomnia by restriction of time in bed. Sleep. 1987;10:45–56.

26. Beck JS. Cognitive therapy: basic and beyond. New York: The Guilfod Press; 1995.

27. Holbrook AM, Crowther R, Lotter A,Cheng C. Meta-analysis of benzodiazepine use in the treatment of insomnia. CMAJ. 2000 Jan 25;162(2):225-33.

28. Holm KJ, Goa KL. Zolpidem - An update of its pharmacology, therapeutic efficacy and tolerability in the treatment of insomnia. Drugs 2000; 59(4): 865-889.

29. Riemann D, Voderholzer U, Cohrs S, Rodenbeck A. Trimipramine in primary insomnia: results of a polysomnographic double-blind controlled study Pharmacopsychiatry. 2002; 35(5): 165-74.

30. Leger D, Levy E, Paillard M. The direct costs of insomnia in France. Sleep. 1999;22 Suppl 2:S394-S401.

31. Jouanin S. Fréquence et nature des demandes de fin de consultation en médecine générale. [Médecine]: Lyon; 2006.

32. Sous la direction du Dr Patrick Romestaing ordre national des médecins, conseil national de l'ordre. La démographie médicale à l'échelle des bassins de vie en région Picardie, situation au 1er juin 2011.

33. Léger D, et al. La perception de l'insomnie en médecine générale. Presse Méd. 2005;1358–62.

34. Beaulieu P. Traitement cognitivo-comportemental de l'insomnie chronique [Médecine]. Université Paris-Est Créteil Val de Marne; 2006.

35. Bernardini C. L'insomnie en médecine générale: état des lieux et perspectives [Médecine]. Université de Versailles-Saint-Quentin-en-Yvelines;2010.

36. Vappou RQ. Prise en charge de l'insomnie de l'adulte par le médecin généraliste: Enquête auprès de médecins généralistes et de patients dans l'Est parisien [Médecine]. Université Paris VI – Pierre et Marie Curie; 2005.

37. Vandelande W. Epidémiologie des troubles du sommeil et prise en charge de l'insomnie: étude prospective sur 97 patients de la maison médicale d'Albert (Somme) [Médecine]: Université de Picardie – Faculté de médecine d'Amiens; 2004.

38. Reysset A. Les benzodiazépines dans l'anxiété et l'insomnie: Dangers liés à leur utilisation et alternatives thérapeutique chez l'adulte [Médecine]: Université Joseph Fourier– Grenoble; 2010.

39. Ducharbonnier A. Psychotropes : comment sortir de la surconsommation Pourquoi 1 Français sur 5 est sous psychotropes ? Comment ces médicaments agissent sur notre cerveau ? Quelles sont les solutions pour revenir au bon usage ? fréquence M.

40. Jung G.Troubles du sommeil : du dilemme au débat.La revue du praticien-médecine générale 1999;13,447/161-164.

41. Vieillot Massuel MA. L'insomnie en médecine générale dans cinq régions françaises: Bretagne, Centre, Pays de la Loire, Aquitaine, Midi-Pyrénées [Médecine]. Université Paul Sabatier – Toulouse; 2009.

42. Salomez C. Etude rétrospective de la prise en charge de 154 patients souffrant d'insomnie

chronique en médecine de ville puis au sein d'une unité de sommeil [Médecine]: Université du droit et de la santé – Lille; 2007.

43. Gourier-Fréry.C, Fuhrman.c. Les troubles du sommeil - Synthèse des études menées à l'Institut de veille sanitaire. Département des maladies chroniques et traumatismes: Institut de veille sanitaire; 2012 Mar page 3.

44. Ostor, JL. Le médecin généraliste et la prescription d'hypnotique dans l'insomnie du patient de plus de 65 ans : étude qualitative [Médecine]. Université de Clermont; 2010.

45. Ministère de la Santé et des Solidarités Animation, coordination, synthèse et rédaction : Dr Giordanella JP. Rapport sur le thème du sommeil à Monsieur Xavier Bertrand. 2006 Dec.

46. Hullar J. Impact d'une démarche d'éducation thérapeutique de groupe mise en oeuvre par un groupe de médecins généralistes dans la prise en charge des troubles du sommeil de l'adulte. [Médecine] Université Henri Poincare –Nancy; 2009.

47. Verdure-Poussin A, Weber J. Troubles du sommeil : Un motif de consultation à part entière. Revue du Praticien-Médecine Générale. 2001;15;550:1787–801.

48. Susternic M, Meneau A. Elaboration d'un outil d'aide à l'éducation du patient par la réalisation de 125 fiches d'information et de conseil concernant les motifs de consultations les plus fréquents en médecine générale. [Médecine]. Université Joseph Fourier– Grenoble; 2007.

49. Volcler N. Étude d'impact d'une action de formation médicale continue sur la prise en charge du patient insomniaque en médecine générale [Médecine].: niversité Joseph Fourier– Grenoble; 2010.

50. Moreau S. Insomnie chronique de l'adulte : Développer les thérapies comportementales et cognitives (TCC) en médecine générale. Elaboration d'un guide sur l'usage des TCC Insomnie en médecine de ville et évaluation par des généralistes d'Ile-de-France. [Médecine]. Université Paris 7– Denis Diderot; 2010.

51. Bastien CH, Valliere A, Morin CM. Validation of the insomnia severity index as an outcome measure for insomnia research. Sleep Med Rev. 2001;(2):297–307.

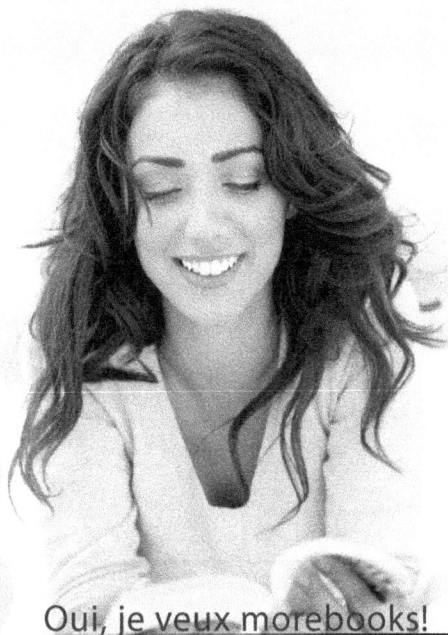

More Books!

Oui, je veux morebooks!

i want morebooks!

Buy your books fast and straightforward online - at one of world's fastest growing online book stores! Environmentally sound due to Print-on-Demand technologies.

Buy your books online at

www.get-morebooks.com

Achetez vos livres en ligne, vite et bien, sur l'une des librairies en ligne les plus performantes au monde!
En protégeant nos ressources et notre environnement grâce à l'impression à la demande.

La librairie en ligne pour acheter plus vite

www.morebooks.fr

VDM Verlagsservice-gesellschaft mbH

VDM Verlagsservicegesellschaft mbH
Heinrich-Böcking-Str. 6-8   Telefon: +49 681 3720 174   info@vdm-vsg.de
D - 66121 Saarbrücken   Telefax: +49 681 3720 1749   www.vdm-vsg.de

www.ingramcontent.com/pod-product-compliance
Lightning Source LLC
Chambersburg PA
CBHW020316220326
41598CB00017BA/1574

* 9 7 8 3 8 4 1 6 2 5 8 3 0 *